Der rücksichtsvolle Egoist

Der Weg zu einer glücklichen Partnerschaft

Joachim Günster

Der rücksichtsvolle Egoist

Der Weg zu einer glücklichen Partnerschaft

LESANI
MEDIENVERLAG

LESANI Medienverlag GmbH
Rheinfährstr. 201
41468 Neuss
Tel. 0 21 31 / 34 94-0
Fax 0 21 31 / 34 94-94
Internet: http://www.Lesani.de
e-Mail: Info@Lesani.de

Die Deutsche Bibliothek – CIP-Einheitsaufnahme

Joachim Günster
Der rücksichtsvolle Egoist
Neuss: LESANI Medienverlag GmbH, 1997
ISBN 3-9805045-2-2

10 9 8 7 6 5 4 3 2 1
99 98 97

Rheinfährstr. 201, 41468 Neuss

ISBN 3-9805045-2-2

Titelfoto: Claudia Kantner, München
Umschlaggestaltung: Jürgen Klarmann, Neuss
Satz: Reemers EDV-Satz, Krefeld
Druck: Bercker Graphischer Betrieb, Kevelaer

Printed in Germany

Inhaltsverzeichnis

Vorwort von Silke Günster-Egger

Wie muß *Er* sein, um *Sie* glücklich zu machen?

Oder was muß *Frau* tun, um *Mann* in einen schnurrenden Kater mit nur wenigen Krallen zu verwandeln?

Die einzige Antwort, die es darauf gibt, ist:

Frau muß sich ändern. Frau muß egoistisch werden und ihren Bedürfnissen nachgehen, damit Mann merkt, daß Frau auch an seiner Seite ein eigenständiges Leben führt und aktiv ihr Leben selbst gestaltet.

Beziehungsstreß ist eines der häufigsten Themen unserer Zeit. Viele Frauen sind in ihrer Ehe oder Partnerschaft todunglücklich, und *Er* weiß nicht einmal etwas davon.

Nun, wie wir alle wissen, gibt es kein Patentrezept für eine harmonische Partnerschaft. Doch eines gibt es ganz bestimmt, nämlich die Möglichkeit, gemeinsam den Weg dorthin zu beschreiten und die Werte und Normen einer Partnerschaft für beide zu erreichen.

Was ist es eigentlich, was Frau oft so fertig macht in ihrer Beziehung?

Sehen wir uns doch einmal in den Beziehungen unseres Bekanntenkreises um. Wer schwingt denn in fast allen Beziehungen das Zepter? Wer bestimmt, wann Urlaub gemacht wird? Dabei steht der Zielort sowieso schon lange fest.

Wer sagt, wann welches Auto angeschafft wird? Wer bestimmt, wohin am Sonntag der Ausflug gemacht wird? Diese Liste könnte ich unendlich fortsetzen.

Aber wissen Sie, was mich daran am meisten aufregt?

Die Tatsache, daß viele von uns sich fügen, nur um des lieben Friedens willen. Und er bemerkt gar nicht, wie sehr uns das alles stinkt.

Aber selbst schuld! Machen Sie Ihren Mund auf, und weisen Sie ihn auf derart egoistische Attacken hin!

Aus eigener Erfahrung kann ich Ihnen versichern, daß meine Ehe auch nicht immer nur ein Zuckerschlecken für mich war, denn ich hatte einen von ihnen geheiratet, einen dieser rücksichtslosen Egoisten.

Er hatte wirklich keine Ahnung, wie mit einem so zarten Modell, wie ich es bin, umzugehen ist. Seine Bedürfnisse standen im Vordergrund, und ich war oft viel zu überrumpelt, als daß ich mich hätte wehren können.

Dafür wurde ich dann trotzig, stand nicht auf, wenn er wieder einmal samstags um 8 Uhr in der Früh eine Fahrradtour machen wollte. Oder ich war den ganzen Tag schlecht drauf. Er wußte nie, was eigentlich los war.

Ich beobachtete meine Freundinnen in ihren Beziehungen und stellte hier fast immer das gleiche Phänomen wie in meiner Ehe fest. Mann bestimmte, wo es lang ging im Leben. Und Frau fügte sich murrend.

Doch hier ist das Wunderbare zu berichten: Frauen, die nach den Grundsätzen dieses Buches anfingen zu leben, änderten ihre Beziehungen, wenn notwendig, eklatant!

Sie führten ihre Männer in die Geheimnisse der harmonischen Beziehungen ein. Sie begannen alle, ihre Partnerschaften wieder neu zu entdecken.

Auch ich erlebe inzwischen seit Jahren eine harmonische und glückliche Beziehung, und ich kann nur sagen, daß es mindestens zur Hälfte mit an uns Frauen liegt, was aus unserer Ehe oder Partnerschaft wird und wie glücklich wir sind.

Ich habe jedenfalls gelernt, meine Bedürfnisse zunächst zu befriedigen, ohne jedesmal darüber nachzudenken, ob es meinem Partner recht sein wird. Seitdem ich das tue, bin ich viel zufriedener. Und das macht sich in meiner Beziehung bemerkbar. Denn nur wenn es mir gut geht, kann ich auch meinem Partner Gutes tun!

Und noch ein letzter Appell an Sie, bevor Sie durch dieses Buch die Fähigkeit erlangen, ihren rücksichtslosen Egoisten in einen zärtlichen, liebevollen rücksichtsvollen Egoisten zu verwandeln:

Dieser Egoismus steckt in jedem von uns. Wir Frauen unterdrücken ihn aus mir oft unerfindlichen Gründen viel zu sehr, wodurch wir den Männern die Möglichkeit eröffnen, diesen rücksichtslosen Egoismus hemmungslos auszuleben.

Und, um auch mal die Partei der Männer zu ergreifen:

In jedem von ihnen steckt dieser süße, rücksichtsvolle Egoist.

Er muß nur auch einmal die Gelegenheit dazu bekommen, einer zu werden.

Und dies funktioniert nur, wenn Sie, meine Damen, ab sofort anfangen, egoistisch, aber rücksichtsvoll egoistisch zu werden.

Geben Sie Ihrem Partner einmal Anlaß, über sich und Ihre Beziehung nachzudenken.

Und noch etwas ganz Wichtiges: Erwarten Sie bitte nie von Ihrem Mann oder Freund, daß er riechen kann, was Sie sich nun gerade für Ihre Beziehung wünschen. Das A und O einer guten Partnerschaft ist mit Sicherheit das Gespräch, in dem jeder ganz klar seine Bedürfnisse benennt. Wenn es sein muß, auch mal ein wenig lauter als gewohnt.

Hauen Sie ruhig einmal mit der Faust auf den Tisch. Ich kann Ihnen aus eigener Erfahrung versichern, daß Ihr Partner ganz schön komisch guckt, wenn das liebe Kätzchen auch einmal zur Raubkatze wird.

Viel Spaß nun auf dem Weg in eine rücksichtsvolle, egoistische Beziehung.

Ihre Silke Günster-Egger

Einführung

Was ist es denn nun: ein Buch für Männer oder ein Buch für Frauen?

Eigentlich für Männer ... aber, ich kenne die Männer. Schließlich bin ich ja auch einer. Männer verhalten sich oft im Sinne des Buchtitels, allerdings ohne den Zusatz „rücksichtsvoll".

Sind Männer deshalb schlecht? Sicher nicht. Männer haben in den meisten Fällen nie gelernt, daß sie auch rücksichtsvoll sein können. Schließlich muß *Er* die Familie verteidigen, muß *Er* das Futter ranschaffen, muß *Er* die Kartoffeln aus dem Feuer holen, muß *Er* den Karren aus dem Dreck ziehen. *Er* muß sich für die Familie in der gefährlichen und harten Welt durchsetzen. *Er* muß kämpfen, damit er seinen traditionellen Rollen gerecht wird. *Er* muß „fressen", damit *Er* nicht „gefressen" wird. Das ist doch nur natürlich.

Deshalb muß *Er* rücksichtslos sein, vor allem, wenn's sozusagen um die Wurst geht. Und eins ist sicher auch richtig: *Sie* mag es, in vielen Fällen, beschützt und umsorgt zu werden.

Und hier beginnt die Schwierigkeit: Männern ist in der Regel der Unterschied zwischen *beschützen* und *bevormunden* nicht so ganz klar. Nach dem Motto „Ich weiß schon, was gut für dich ist, schließlich muß ich ja jeden Tag meinen Mann stehen", kommt es immer wieder zur Bevormundung. Tja, was soll man da machen? Die meisten Männer meinen es doch nur gut!

Und weil sie es nur gut meinen, schießen sie eben oft über das Ziel hinaus. Und das deshalb, weil sie nicht wissen, wo die Ziellinie gezogen und wann die Ziellinie überschritten ist.

Natürlich gibt es auch die Männer, die es nicht gut, in diesem Sinne, meinen. Für den Fall gibt es nur eine Lösung: Trennung.

Doch zurück zu den Männern, die nur der natürlichen Schutzrolle des Mannes folgen. Sie bevormunden nicht bewußt! Daraus folgt: Es muß dem Manne erst einmal bewußt werden, was er da macht. Und genau an dieser Stelle sind die Frauen gefordert. *Sie* muß *Ihn* darüber aufklären, daß es keinen wilden Tyrannosaurus Rex mehr gibt, der die Familie bedroht. *Sie* muß *Ihn* darüber informieren, daß schiere Kraft nicht mehr notwendig ist, um den Bedrohungen unserer modernen Gesellschaft gerecht zu werden. Denn ganz tief in seinem Reptiliengehirn sind diese Gefahren verankert, und deswegen ist er so, wie er ist.

Zurück zur Frage, an wen sich dieses Buch richtet. Um es vorwegzunehmen: Es richtet sich an Männer, die mehr als ihr Reptilienhirn einsetzen, um die Welt der Partnerschaft zu verstehen. Wohlgemerkt, diese Anlage, die tief im Innersten der Männer verwurzelt ist, ist nicht schlecht. Gerade dieses Verhalten hat dafür gesorgt, daß die Menschen überlebt haben und nicht verhungert sind oder von wilden Tieren zerfleischt wurden. Leider ist dieses Programm nicht mehr zeitgemäß, und zu viele Männer hängen darin fest.

Und hier kommen die Frauen ins Spiel. Die Frauen müssen den Männern helfen, dieses fatale Programm zu verlassen. Sie müssen den Mann verführen, den Mann animieren, den Mann mitziehen. Sie müssen den Mann lehren, ein rücksichtsvoller Egoist zu werden. Um das zu erreichen, muß der Mann sein angestammtes Programm verlassen, und das geht nur mit der Hilfe der Frauen. Und dabei ist allerhöchste Achtung geboten, denn diese Hilfsaktion darf nicht eben besagtes Schutzprogramm auslösen.

Wenn die Frauen mit der Keule versuchen, dem Mann Verständnis einzubleuen, dann wird genau dieses Kampfprogramm ausgelöst, und dann geht nichts mehr. Deshalb kann ich allen Leserinnen nur einen Rat geben: Versuchen Sie es mit Liebe und Verständnis, und vor allen Dingen, leben Sie vor, wie es ist, eine rücksichtsvolle Egoistin zu sein.

In der Anfangsphase müssen Sie sogar eine rücksichtsvolle und verständnisvolle Egoistin sein. Nur dann können Sie sein Reptiliengehirn überlisten.

An wen wendet sich dieses Buch denn nun? Vielleicht doch an Frauen, die erst einmal dieses Konzept verstehen, dann danach leben und dann mit aller Behutsamkeit ihren Partner in dieses Thema einführen.

Viel Erfolg und eine harmonische Partnerschaft wünscht Ihnen, liebe Leserinnen und Leser

Ihr Joachim Günster

Gibt es eine Zukunft?

Unser Held hatte sich wieder einmal mit seiner Frau gestritten – für uns ist es ein Held, weil er seine Ehe wieder richten kann – und fand sich im *Los Papasitos* wieder. Dieses mexikanische Lokal war sein Stammlokal gewesen, und hier hatte er seine junge, hübsche Frau zum ersten Mal gesehen. Dort drüben, auf der anderen Seite des Tresens, hatte sie gesessen und einen Margarita geschlürft – einen Strawberry-Margarita.

Jetzt war er alleine hier und dachte über den Streit nach. Er stritt sich in letzter Zeit immer häufiger mit ihr. Doch, verflixt und zugenäht, er liebte sie schier unendlich; und jedesmal, wenn er sich mit ihr stritt, tat es ihm auch sofort danach leid. Ein Seufzer entschlüpfte seinen Lippen, und der Typ neben ihm hatte es wohl gehört. Warum sonst sollte er sich ihm wohl zuwenden und fragen: „Hey, was ist los mit dir?“

„Nichts“, hatte er geantwortet; „es ist nichts.“ Sein Gegenüber murmelte daraufhin irgend etwas von: „Das glaubst du ja selbst nicht“ und drehte sich wieder dieser Blonden zu.

Warum war er nur wieder hier gelandet? Warum hatte er sich schon wieder mit ihr gestritten? Wegen einer Lappalie – wie immer! Sie, die Frau, die er liebte, hatte nun einmal in gewissen Dingen andere Ideen als er, und sie hatte andere Bedürfnisse. Außerdem war sie schließlich nicht nur für ihn da. Sie hatte andere soziale Kontakte, und sie hatte eben nicht immer Interesse an seinen doofen Geschäften; so zumindest titulierte sie das, was er täglich machte.

Er nannte es anders: „den Arsch aufreißen", damit sie genug zum Leben hatten.

Und deshalb mußte sie manches Mal Konzessionen eingehen und sich auch mit Leuten abgeben, die sie nicht mochte. Und sie sollte, ja sie mußte, einfach aus Höflichkeit und Etikette auch mit diesen Menschen, seinen immerhin wichtigen Geschäftspartnern, die sie natürlich auch als „doof" einstufte, zum Essen gehen. Das gehörte nun mal dazu. Punkt, Schluß, Ende der Diskussion!

Er merkte, daß dieses ärgerliche Gefühl wieder hochkam; geradeso wie vor zwei Stunden. Denn das war es, warum er sich mit ihr rumgestritten hatte. Er wollte sich nicht ärgern, aber ...

Vielleicht hilft ein Strawberry-Margarita, dachte er ironisch. Damit fing es damals an, und eine unglaubliche Romanze begann, die schon bald endete, nachdem die Realität sie wieder eingeholt hatte. Er bestellte sich den Drink und mußte unwillkürlich an seine Freunde und Bekannten denken. Kein Grund zur Hoffnung. Alle, die er vor dem geistigen Auge sah, hatten ähnliche oder zum Teil noch schwerere Probleme in ihrer Beziehung, wenn sie überhaupt noch in der letzten Beziehung weilten. Die Probleme machten keinen Halt vor langjährigen Partnerschaften oder kurzfristigen Ehen – Frauen waren einfach zu kompliziert.

Er mußte wohl einen sehr nachdenklichen, vielleicht sogar deprimierten Eindruck machen, denn Jürgen, der Barkeeper, sprach ihn zum wiederholten Male an. „Hey, es geht mich ja nichts an, aber wie du sicher weißt, sind Barkeeper so was wie sensible Menschen. Wenn ich dir helfen kann, versuch es einfach einmal."

„Bist du verheiratet?" fragte er den Barkeeper und erwartete ein Ja. Um so erstaunter war unser Held, als er erfuhr, daß der Barkeeper gerade im Begriff war, seinen dritten Versuch zu starten. Der Mann hinter der Theke war allerhöchstens 30 Jahre alt. Ganz schön hoher Verschleiß! „Du traust dich was", sagte er, fast schon voller Ehrfurcht.

„Nun, ich wollte eigentlich nicht mehr", antwortete der Barkeeper, während er virtuos seine Drinks mischte, „aber jetzt weiß ich, wie es geht."

„So, so, du weißt, wie es geht?" Er konnte es nicht fassen. Dieser Grünschnabel hatte schon zwei Ehen in Grund

und Boden gerammt und glaubte nun zu wissen, wie es geht, mit seinen höchstens 30 Lenzen.

„Nun, ich konnte die Geheimnisse einer guten Beziehung lernen, sagen wir eher studieren“, so der smarte Jüngling hinter dem Tresen. „Wenn du willst, gebe ich dir die Telefonnummer meines ‚Meisters‘ – so nenne ich ihn scherzhaft, obwohl er es nicht mag –, und er kann dir die Geheimnisse auch verraten“, fuhr der Barkeeper fort.

„Im Moment würde ich jeden Rat annehmen und alles versuchen, denn irgendwie geht es nicht mehr so weiter“, seufzte unser Held. „Ich will doch auf keinen Fall so enden wie du und mir dann irgendwann mal Ehefrau Nummer drei suchen müssen“, fügte er noch scherzhaft hinzu.

„Ja, da hast du recht“, lachte der Mann, der sich hinter der Theke solche Schicksale wohl immer wieder anhörte.

Zerstörte Ehen, zerrüttete Beziehungen, Ehekrach und Scheidung. Ab und zu mal eine handfeste Streiterei und sogar – Gott sei Dank sehr selten, aber doch hin und wieder – ein Unglücklicher, der sich das Leben nehmen will; das alles ist Alltag in unserer schnellebigen Zeit.

Er kam nicht dazu, über das Unglück dieser Erde weiter nachzudenken, denn der Barkeeper schob ihm einen Zettel über die Bar. „Hier ist das erste Geheimnis“, sagte er, fast schon frohlockend und keinesfalls geheimnisvoll. Während der Barkeeper sich wieder seinen anderen Gästen zuwandte, nahm unser Held, langsam und zögernd, das Papier und drehte es um. Voller Erstaunen konnte er lesen:

Frauen sind
auch Menschen.

Die Reise beginnt

Es war mittlerweile 11.15 Uhr, und die leichten Kopfschmerzen wollten einfach nicht nachlassen. Unser Held saß inzwischen in seinem Büro und konnte sich nicht auf die Arbeit konzentrieren, die vor ihm lag. Immer wieder nahm er den Merkzettel, den ihm der Barkeeper gestern abend gegeben hatte, zur Hand und drehte ihn links herum, rechts herum und las ihn auch mal von oben nach unten. Er wußte, daß es so in seiner Ehe auf keinen Fall weiterging und daß er irgend etwas tun wollte, um seine Beziehung vielleicht nicht gerade über Nacht zu retten, aber auf jeden Fall schnellstmöglich zu verbessern.

Aus dem einen Strawberry-Margarita wurden dann am letzten Abend doch noch vier oder fünf, und deswegen plagte ihn der leichte Kopfschmerz. Er war nach Hause gekommen, als seine Frau schon schlief. Und weil er sehr leise zu Bett gegangen war, war sie auch nicht aufgewacht. Seit er nun seinen Arbeitsplatz eingenommen hatte, nahm er mindestens schon sechsmal den Hörer zur Hand und fing an, die Nummer des Mannes zu wählen, von dem der Barkeeper behauptet hatte, daß er die Geheimnisse zur perfekten Ehe kenne. Die Telefonnummer stand auf dem Merkzettel, den er gestern vom Barkeeper bekommen und der ihn seitdem nicht mehr losgelassen hatte.

„Frauen sind auch Menschen", stand auf diesem Zettel. Seine Gedanken kreisten um diese Aussage und waren schon in die unterschiedlichsten Richtungen abgedriftet. Er konnte jedoch immer noch nicht verstehen, was das damit zu tun hatte, ob eine Beziehung erfolgreich und glücklich ist oder immer wieder im Streß endet.

Plötzlich ging ein Ruck durch seinen Körper. Er richtete sich auf, griff nach dem Telefonhörer und wählte die Nummer von dem Merkblatt ein siebtes, vielleicht ein achtes Mal. Er nahm sich vor, daß er es diesmal läuten lassen und daß er zumindest am Telefon mit dem „Meister der Beziehung" reden würde. Schon nach dem zweiten Klingeln wurde abgehoben, und eine tiefe, männlich-sonore Stimme meldete sich. Kaum daß der andere seinen Namen nennen konnte, sprudelte unser Held los und schien nicht mehr aufzuhören, wobei er die Geschichte seiner Beziehung herunterratterte, so daß der Mann am anderen Ende ihn unterbrechen mußte.

Mit einem Lachen in der Stimme sagte der Meister der Beziehung: „Langsam, langsam, junger Mann. Ich nehme an, Sie haben mein Merkblatt bekommen und mich deswegen angerufen. Weiterhin nehme ich an, daß Sie Probleme in Ihrer Beziehung haben, denke aber, daß es nicht am Telefon möglich ist, dieses Thema tiefgreifend zu diskutieren."

Unser Held war völlig konsterniert und schämte sich ein bißchen, daß er den anderen gleich so überfallen hatte. Er sagte: „Entschuldigung, Sie haben vollkommen recht, und ich weiß auch nicht genau, warum ich Sie überhaupt anrufe."

Der Meister antwortete: „Nun mein Freund, vielleicht können wir es bei einem persönlichen Gespräch klären. Was halten Sie denn davon, wenn Sie heute abend zu mir nach Hause kommen? Dort können wir uns in aller Ruhe unterhalten. Dort werde ich Ihnen auch erklären, was ich damit meine, wenn ich sage: Frauen sind auch Menschen."

Das war immerhin ein Funken Hoffnung, der sich für unseren jungen Helden abzeichnete. Die Stimme des erfahrenen „Meisters" hatte eine beruhigende Wirkung auf ihn; vielleicht lag es an dem Hoffnungsschimmer, auf jeden Fall waren seine Kopfschmerzen weg, und er konnte sich für den Rest des Tages auf seine Arbeit konzentrieren. Er nutzte die Möglichkeiten der Gleitzeit und machte sogar etwas früher Feierabend, um auf jeden Fall pünktlich zu seiner Verabredung zu erscheinen. Er war sehr gespannt, wo dieser erfahrene Ehemann wohnte, wie er lebte, und nicht zuletzt war er sehr gespannt auf dessen Familie. In weniger als einer Stunde würde er all dies erfahren.

Der Sinn der Ehe

Es war eine Villa, nicht pompös, nicht protzig, dennoch ein etwas besseres Einfamilienhaus in villenartigem Stil, in einer der vornehmeren Wohngegenden der Stadt. Der Garten war eine schiere Augenweide, schien er doch gepflegt von einer aufmerksamen Hand mit mindestens einem grünen Daumen. Zögernd ging unser Held auf den Eingangsbereich zu und betätigte den Klingelknopf. Sofort schlug ein Hund an. Nicht gefährlich oder drohend, eher freudig. Ganz sicher war es ein kleiner Hund.

Nach kurzer Zeit öffnete ihm der erfahrene Ehemann und begrüßte ihn auf das herzlichste. „Kommen Sie herein, junger Mann." Kaum daß er die Wohnhalle betrat, stürzte eine Horde Kinder ins Zimmer. Drei, vier. Vier Kinder, die nicht zögerten, unseren Helden zu begrüßen und laut johlend willkommen zu heißen. Lachend stellte der erfahrene Ehemann seine Kinder vor und bat sie dann, ihn mit unserem jungen Helden alleine zu lassen. Kommentarlos verschwanden die vier mit lautem Johlen und nahmen auch gleich den Hund mit. Ein kleiner junger Bernhardiner. Der erste Eindruck war richtig. Es war ein kleiner Hund. Die Frage war jedoch, wie lange noch?

Nachdem sie sich gesetzt hatten, fragte der erfahrene Ehemann: „Ganz sicher haben Sie sich seit gestern abend, seitdem Jürgen Ihnen meinen Merkzettel gegeben hat, mit der Frage beschäftigt: Sind Frauen auch Menschen?“

„Ja“, erwiderte unser Held und sagte: „Ich habe in alle Richtungen gedacht, kreuz und quer, hin und her, hoch und runter. Eine ganze Menge Gedanken sind mir gekommen, und dennoch weiß ich nicht genau, was Sie damit ausdrücken wollen: Frauen sind auch Menschen.“

„Nun“, sagte der erfahrene Ehemann und lehnte sich dabei zurück. „Ganz einfach, Frauen sind Menschen, genau wie Männer. Frauen haben genauso Bedürfnisse wie Männer, sie haben Wünsche wie auch Männer, und sie haben Sehnsüchte. Auch Frauen besitzen ein Selbstbewußtsein, ein Selbstvertrauen, eine eigene Moral und eine eigene Ethik.

Das alles sind Dinge, die Männer sehr leicht vergessen und Frauen in eine bestimmte Rolle hineinpressen und sie dann dort in dieser Rolle belassen, obwohl die Frau sich dieser Rolle nicht bewußt ist und möglicherweise diese Rolle auch nicht dem entspricht, was die Frau in ihrem Leben erreichen will.“

„Sie meinen also, daß man der Frau gegenüber vorurteilslos sein sollte?“ versuchte unser Held das, was der erfahrene Ehemann gesagt hatte, zusammenzufassen. „Ja und nein“, war die Anwort. „Es ist immer gut, wenn man vorurteilslos an eine Sache herangeht, aber hier geht es nicht um Vorurteile, sondern hier geht es darum, daß Sie Ihre Frau genauso akzeptieren, daß sie als eine Persönlichkeit eben ab und zu einmal etwas anderes machen will als Sie selbst und daß sie möglicherweise ganz andere Pläne in ihrer eigenen Entwicklung hat."

„Ja, aber eine Frau gehört an den Herd!" rutschte es unserem Helden heraus, und kleinlaut setzte er hinzu: „Zumindest ist es das, was meine Eltern mich gelehrt haben!"

Er kam sich nicht besonders intelligent vor, als der erfahrene Ehemann seine Aussage mit einem schallenden Gelächter quittierte. „Genau das ist der Punkt, mein junger Freund“, sagte der erfahrene Ehemann. Der Barkeeper hatte ihn seinen „Meister“ genannt. „Das, was man Sie gelehrt hat, ist nicht unbedingt das, was in der heutigen Zeit noch adäquat wäre. In unserer heutigen Zeit, wo so viele Möglichkeiten bestehen, eine Familie zu organisieren – sei es, daß diese Familie nur aus Mann und Frau besteht oder zusätzlich Kinder hat –, gibt es auch viel mehr Möglichkeiten für die Frau, einen individuellen Weg zu gehen und ihren Werdegang zum großen Teil alleine zu bestimmen. Das ist etwas, was Sie verstehen und auch akzeptieren müssen.“

„Nun gut, nehmen wir an, ich verstehe und akzeptiere dies. Dennoch ist es nicht in Ordnung, wenn meine Frau nicht für meine Geschäftspartner kocht, wenn es notwendig ist, daß ich vielleicht den einen oder anderen Geschäftspartner zu mir nach Hause einlade.“

„Haben Sie Ihre Frau darum gebeten, dies einmal zu tun?“ fragte daraufhin der erfahrene Ehemann.

„Ja, natürlich“, hat unser Held geantwortet und hinzugefügt, daß er es schon oft gemacht habe, jeweils mit negativem Ergebnis.

Die nächste Frage, die ihm gestellt wurde, traf unseren jungen Freund dann allerdings mitten in sein Gefühlszentrum.

Er fühlte sich mit einem Mal wie von einer riesengroßen Faust getroffen, denn der erfahrene Ehemann hatte ihn gefragt: „Haben Sie Ihre Frau darum gebeten, oder haben Sie es mehr oder weniger angeordnet oder befohlen?“

Eine Serie von Erinnerungen lief wie in einem schlechten Film vor unserem Helden ab. Wenn er sich recht entsann, hatte er es mehr befohlen, denn schließlich gehörte es ja dazu. Warum sonst hatte er seine Frau geheiratet? Nicht zuletzt deshalb, damit sie bei solchen sozialen Anlässen als seine Frau repräsentierte. Und es gehört nun mal zu den Aufgaben einer Frau, für die Geschäftspartner zu kochen. Vielleicht hatte er sich im Ton vergriffen, vielleicht hatte er das Ganze zu fordernd oder zu befehlend verlangt. Dennoch gehörte es seiner Meinung nach zu einer guten Ehefrau, daß sie eben bei solchen Anlässen die Gastgeberin spielte.

Mit ernster Stimme hatte ihn der erfahrene Ehemann daraufhin gefragt, ob er sich jemals darüber Gedanken gemacht hätte, daß er vielleicht eine Frau fürs Leben geheiratet habe und keine Köchin. Außerdem sei eine Köchin, sofern man die Ehefrau als eine solche ansah, möglicherweise als Angestellte besser eingestuft als eine Frau, mit der man auch das restliche Leben teilen wollte.

„Ja, aber wofür ist dann eine Ehe da?" protestierte unser Freund. Er war inzwischen verwirrt, denn offensichtlich sollte es so sein, daß alles das, was er gelernt hatte und wie es ihm seine Eltern vorgelebt hatten, nicht mehr gültig war. Was war also der Sinn der Ehe? Der Meister beantwortete diese Frage wortlos. Er reichte dem inzwischen hilflos dreinschauenden Mann wieder einen Zettel, und dieser las:

Der Sinn der Ehe
ist es, daß zwei
Individuen einen Teil
ihres Weges
gemeinsam gehen und
bereit sind,
in gegenseitiger
Rücksichtnahme den
anderen zu
respektieren, ohne
dabei die
eigene Persönlichkeit
aufzugeben.

Was wußte er von seiner Partnerin wirklich?

Sie hatten noch einige Zeit am gestrigen Abend weiterdiskutiert, und der erfahrene Ehemann hatte ihm empfohlen, seine Frau einfach einmal danach zu fragen, was sie möchte, und zwar vorurteilsfrei. Unser Held hatte sich lange mit diesem Thema auseinandergesetzt und war bereit, einen entsprechenden Versuch zu starten. Zunächst hatte er sich versichern lassen, daß er mit dem Meister der Ehe auf jeden Fall wieder zusammentreffen konnte, falls irgend etwas schiefging. Er freute sich auf ein Wiedersehen mit dem erfahrenen Ehemann, denn dieser hatte auch geäußert, daß es noch ein paar weitere Merkblätter gebe, die die Qualität einer Ehe oder Partnerschaft ganz wesentlich beeinflussen konnten.

Heute abend wollte er nun versuchen, mit seiner Frau zu reden, um dabei herauszufinden, was sie wirklich wollte. Natürlich hatte unser junger Held es schon oft hinterfragt, nur niemals mit einer entsprechenden Tiefe, wie er es von dem Meister gelernt hatte. Oft genug ging es nur um triviale Dinge, zum Beispiel was sie essen oder in welchen Kinofilm sie mit ihm gehen wollte. Er war dabei oft bestimmend gewesen und hatte ihr eigentlich nur die Wahl zwischen zwei oder drei verschiedenen „Übeln" gelassen. Er hatte sie gefragt, was sie für seine Geschäftsfreunde kochen wollte, nicht, ob sie überhaupt für diese kochen wollte. Im Grunde genommen wußte er gar nicht, wie seine Frau ihr Leben eigentlich gestalten wollte. Er wußte zwar, was ihr Spaß machte. Er wußte, daß sie rote Rosen liebte, und er wußte, daß sie gerne sozialkritische Filme anschaute. Aber je länger er darüber nachdachte, desto mehr kam er zu dem Entschluß, daß er nicht wußte, was sie eigentlich in ihrem Leben beabsichtigte.

Er erinnerte sich dunkel, daß sie einmal geäußert hatte, sie würde gerne studieren. Das mußte wohl vor ungefähr sechs Jahren gewesen sein. Diese Idee war inzwischen zur Makulatur geworden, denn er hatte nie mehr davon gehört und auch keine Erinnerung daran, daß seine Frau in dieser Richtung aktiv war. Er hatte ihr natürlich damals abgeraten. Wozu sollte sie studieren? Für ihn war es viel wichtiger, daß seine Frau für ihn zu Hause war und das Haus in Ordnung hielt. Nun gut, sie hatten noch keine Kinder, aber es war nur noch eine Frage der Zeit, bis sie ein gemeinsames Kind wollten. Wenn die Ehe solange hielt ...

Je länger er darüber nachdachte, desto unangenehmer fühlte er sich. Zum Schluß wurde dieses Gefühl sogar so stark, daß er glaubte, daß ihm richtiggehend schlecht wurde. Er mußte an die frische Luft und mehrfach tief durchatmen.

Der erfahrene Ehemann hatte vollkommen recht. Er wußte von seiner Frau eigentlich nichts. Er schwelgte in voreingenommenen Ideen, wie seine Frau und wie seine Ehe zu funktionieren haben. Er hatte seine Frau tatsächlich nicht als Mensch betrachtet, sondern mehr als Funktionseinheit in seiner Ehe. Er war derjenige, der oft genug, wenn nicht sogar fast immer, der bestimmende und ausschlaggebende Partner in seiner Beziehung war.

Vielleicht war es kein Wunder, daß seine Frau manchmal kratzbürstig zu ihm und unzufrieden war. Natürlich verdiente er gutes Geld. Nur wie konnte sich seine Frau verwirklichen, wenn sie ihren inneren Wünschen, die er noch nicht einmal kannte, nicht nachgehen konnte? Sie kompensierte dies wahrscheinlich durch Konsum.

Wie viele Paar Schuhe hatte Sie? 30? Wahrscheinlich mehr als 50. Auch die Schränke waren voll mit den neuesten Blusen, Kleidern und Hosen, die der Modemarkt hergab. Unser Held hatte fast den Verdacht, daß seine Frau vielleicht gar nicht so mode- und kaufsüchtig war, wie er immer annahm.

Vielleicht war es ihre innere Art des Protestes? Auf jeden Fall wollte er dies jetzt ändern und seine Frau als eigenes Individuum sehen, als eigene Persönlichkeit, die sich weiterentwickeln will. Er war fest entschlossen herauszufinden, in welche Richtung diese Entwicklung stattfinden sollte. Schon am gleichen Abend hatte er ein langes, ausführliches Gespräch mit der Frau, die er liebte.

Warum habe ich überhaupt geheiratet?

„Schön, daß Sie Zeit hatten, mit mir dieses Mittagessen einzunehmen“, freute sich unser junger Held, als er dem erfahrenen Ehemann wieder gegenüber saß. Scherzhaft fügte er hinzu: „Ich weiß, warum der Barkeeper Jürgen Sie seinen Meister nennt. Sie haben tatsächlich die Fähigkeit, eine Beziehung so zurechtzurücken, daß man das alles mal von einem ganz anderen Standpunkt aus betrachtet.“

„Ich denke, daß ich richtig schlußfolgere, wenn ich annehme, daß Sie mit Ihrer Frau über ihre Individualität und ihre Wünsche gesprochen haben“, sagte der erfahrene Ehemann erfreut.

„Ja“, antwortete unser Held. „Zuerst war es etwas seltsam, weil meine Frau mich in irgendeiner Weise verdächtigte, ich wolle sie „über den Tisch ziehen“, wie sie sich ausdrückte. Ich habe ihr dann erklärt, daß ich mit Ihnen gesprochen habe und daß mir Ihre zwei Merksätze doch sehr zu denken gegeben haben. Letztendlich konnte ich sie davon überzeugen, daß ich ernsthaft interessiert bin an dem, was sie gerne machen würde.“

„Und?“ fragte der „Meister“ mit nicht verhohlener Neugierde.

„Nun, sie möchte studieren. Ein Traum von ihr, den sie für Jahre brachliegen ließ, da sie den Eindruck hatte, daß ich dies nicht wollte, daß ich die Notwendigkeit eines Studiums ihrerseits nicht einsah.“

„Und“, so setzte der junge Mann seine Beichte fort, „auch irgendwo ihr vielleicht dieses Studium nicht gönnen wollte. Schließlich hatte auch ich nicht die Gelegenheit zu studieren.“

„Und hat sich Ihre Einstellung zu der ganzen Sache geändert?“ fragte der erfahrene Ehemann provozierend, bevor er sich genüßlich den inzwischen aufgetischten Leckereien dieses Restaurants zuwandte.

„Ja, inzwischen freue ich mich sehr, daß meine liebe Frau etwas für ihre eigene Entwicklung und ihre eigene Persönlichkeit tun kann. Ich werde sie dabei unterstützen, daß sie möglichst bald anfängt zu studieren, möglichst in der Regelstudienzeit fertig wird und ihren akademischen Grad erlangt. Ich denke, daß das auch für meine geschäftlichen Beziehungen ganz sicher von Vorteil ist“, sprühte unser junger Held voller Enthusiasmus.

„Hoh, hoh, hoh, einen kleinen Moment bitte“, bremste der erfahrene Ehemann unseren Freund. „Sie begehen schon wieder einen Fehler. Denken Sie daran, daß auch Ihre Frau ein Mensch ist und sich individuell entwickeln möchte. Sie möchte sich so entwickeln, wie sie es will und nicht so, wie Sie sie haben wollen. Mit anderen Worten: Sie möchte studieren, damit sie persönlich aus diesem Studium einen Erfolg ableiten kann. Sei es, indem sie mehr Wissen über ein bestimmtes Fachgebiet erwirbt, oder sei es, indem sie einen akademischen Titel danach führen darf. Auf keinen Fall jedoch wird sie es deshalb tun, damit Sie bei Ihren Geschäftspartnern damit imponieren können.“

Mutlos ließ unser junger Held seine Gabel niedersinken und sank in sich zusammen. „Sie haben recht“, sagte er, „mein Temperament und meine Grundeinstellung sind schon wieder mit mir durchgegangen. Vielleicht ist es das, warum wir immer wieder Konflikte haben“, sagte er mit leiser, bedrückter Stimme.

Kurze Zeit später jedoch wuchs sein Stimmvolumen an, und er erklärte dem erfahrenen Ehemann in fester und bestimmender Weise: „Aber immerhin tue ich ja fast alles, was ich mache, für meine Frau und für unsere Ehe. Und warum soll sie nicht etwas für mich tun?“

„Nun“, erklärte daraufhin der erfahrene Ehemann in der ihm eigenen und bestimmenden Art und Weise, „das ist vielleicht der zweite Fehler, den Sie in Ihrer Ehe bisher begangen haben.“

„Was meinen Sie mit dem zweiten Fehler?" – „Nun, daß Sie eben alles, was Sie tun, auf Ihre Frau abstimmen. Wenn Sie das tun", so fuhr der Meister fort, „vergessen Sie, daß auch Sie ein Mensch sind. Ein Mensch mit Bedürfnissen, mit individuellen Wünschen und Sehnsüchten. Wenn Sie immer auf Ihre Frau Rücksicht nehmen, werden Sie nie das tun können, wozu Sie Lust haben. Zumindest nicht, ohne dabei ein schlechtes Gewissen zu haben."

„Ja, aber sonst verhalte ich mich doch sehr egoistisch", erklärte unser Held.

„In der Tat, Sie haben vollkommen recht", erhielt er zur Antwort. „Egoistisch zu sein ist manchmal notwendig und kann eine Ehe nur verbessern."

„Moment mal", antwortete unser Held mit stärker werdendem Widerstand. „Ich habe doch nicht geheiratet, um mein eigenes Leben weiter fortzusetzen!" – „Das ist sehr schlimm, wenn Sie es unter diesem Aspekt sehen", erhielt er erneut Kontra. „Wenn Sie nicht Ihr eigenes Leben leben, wessen Leben leben Sie denn dann?"

Für einige Minuten ruhte das Gespräch zwischen den beiden. Zeit genug für den Kellner, das Geschirr abzuräumen. Unser junger Held wurde durch die freundliche Aufforderung des anderen, sich für ein Dessert zu entscheiden, aus seinen Gedanken aufgeschreckt.

Da merkte unser Freund, daß er wohl völlig geistesabwesend seinen Gedanken nachgehangen und tatsächlich überlegt hatte, wessen Leben er lebte. Es war tatsächlich so, daß er oft auf Dinge verzichtet hatte, weil er dachte, seine Frau würde es nicht mögen, oder weil er dachte, seine Frau bräuchte ihn in einer ganz bestimmten Situation. Das Ende vom Lied war dann jeweils wieder ein neuer Streit. Nicht immer, aber immer öfter.

Nachdem er diesen Gedanken zu Ende gedacht hatte, mußte er an diese verrückte Werbung denken: „Nicht immer, aber immer öfter." Ein Lächeln huschte über sein Gesicht. Der erfahrene Ehemann nahm dies wahr und freute sich, daß unser Held offensichtlich wieder guter Dinge war.

Sie machten sich über das Dessert her und schienen es beide zu genießen. „Sie meinen also", meinte unser junger Freund, während er sein Dessert aufmampfte, „ich soll einfach egoistisch sein und meine Frau Frau sein lassen und das tun, wozu ich Lust habe?" – „Genau das meine ich, allerdings muß dies im Rahmen der Regeln passieren." – „Regeln? Was für Regeln?"

Das Dessert schmeckte unheimlich gut, und unser junger Freund überlegte sich inzwischen, nicht zuletzt angeregt von den neuen Erkenntnissen, die er gewonnen hatte, ob er nicht vielleicht ein zweites Dessert bestellen sollte.

„Nun, die Regeln sind eigentlich ganz einfach. Man sollte nie vergessen, daß man sich in einer Partnerschaft befindet, und die in einer Partnerschaft vorherrschende Moral und Ethik nie verletzen. Da gehört, zumindest für meine Partnerschaft, auf jeden Fall dazu, daß ich immer ehrlich und aufrichtig zu meiner Partnerin bin und daß ich mich zum Beispiel nicht mit anderen Frauen befasse, erst recht nicht irgend etwas mit diesen Frauen anfange. Das ist allerdings frei definierbar", fügte der erfahrene Ehemann hinzu. „Wenn eine Beziehung es zuläßt und beide Partner mit weiteren Beziehungen innerhalb der Partnerschaft einverstanden sind, kann auch das völlig in Ordnung sein."

„Gut", fragte unser junger Held, „aber was soll der ganze Egoismus bewirken? Angenommen, ich halte mich an die Regeln, an die Ethik und Moral unserer Beziehung und bin immer wieder mal egoistisch. Was dann?"

Daraufhin lehnte sich der erfahrene Ehemann genüßlich zurück, griff in seine rechte Sakkotasche und zog ein Merkblatt heraus. Es war unvermeidlich, daß unser junger Freund ein neues Merkblatt erhalten sollte. Es schien dem erfahrenen Ehemann Spaß zu machen, Merkblätter zu verteilen. Auch freute er sich, daß unser junger Freund ihm offensichtlich die richtige Frage gestellt hatte. Kaum daß er das Merkblatt in den Händen hielt, sagte er: „Sie wissen, daß die Merkblätter die Geheimnisse einer positiven und glücklichen Partnerschaft beinhalten. Ich bin sehr stolz auf diese Merkblätter, weil ich denke, daß es mir gelungen ist, jeweils die Geheimnisse in einem prägnanten Satz zusammenzufassen. Deshalb lesen Sie es bitte."

Gespannt wie ein Flitzebogen – ein Ausdruck aus seiner frühesten Jugend, den er heute noch gerne benutzte – nahm unser Freund das Merkblatt und las:

Nur wenn es mir gut
geht, weil ich mich
um mich gekümmert
habe, habe ich die
Kraft und die Stärke,
immer dann für
meinen Partner da
zu sein, wenn
dieser mich braucht.

Seine „neue“ Partnerschaft

Es war Sommer und damit abends länger hell. Begünstigt durch das Licht und durch die angenehme Temperatur hatte unser junger Freund die Gelegenheit genutzt und war mit seinen Inlineskates direkt nach der Arbeit in den Ostpark gefahren, um dort auf den langen, geteerten Wegen seiner neuen Leidenschaft zu frönen: „Rollerblading“. Auch das hatte sich geändert.

Früher waren diese Schuhe mit Rollen als Rollschuhe bekannt. Dann kam so ein Spezialist in den USA auf die Idee, die Rollen hintereinander statt nebeneinander anzuordnen, so eine Art Schlittschuh für die Straße, und nun hießen die Dinger eben Rollerblades oder Inlineskates.

Natürlich hatte er mittags kurz seine Frau angerufen und gefragt, ob sie mitkommen wollte. Sie hatte keine Lust, und er war dennoch fest entschlossen gewesen, den Abend zu genießen mit diesen modernen Rollschuhen.

Früher hätte er es wohl anders gemacht. Ja, früher wäre er sicher nach Hause gefahren, weil seine Frau keine Lust gehabt hatte, mit ihm zum Bladen zu gehen. Oft genug hatte er selbst darauf verzichtet, irgend etwas zu unternehmen, nur weil seine Frau keine Lust hatte, es mit ihm zusammen zu machen. Oft genug endeten diese Abende dann in einem Unglück. Vielleicht war „Unglück“ das falsche Wort, aber immerhin gab es fast immer Streit und Zank bei solchen Gelegenheiten.

Heute wußte er, daß er den Streit mit provoziert hatte, denn schließlich hatte er auf das verzichtet, wozu er Lust hatte.

Am Anfang seiner Ehe war das recht einfach, doch irgendwann hatte er seine Art zu leben so auf seine Frau abgestimmt, daß er kein eigenes Leben mehr lebte. Dies hatte ihm der erfahrene Ehemann in der letzten Woche noch erläutert, und inzwischen konnte unser junger Freund dem „Meister der Ehe“ nur Recht geben.

Während er sich, inzwischen schon schwer keuchend, den nächsten Hügel im Ostpark hinaufkämpfte, erinnerte er sich an eine ganz spezielle Situation, die genau aus diesem Grunde fast schon zur Trennung geführt hatte. Angefangen hatte das ganz normal an einem Samstag vormittag, als er gegen 11 Uhr mit großen Plänen für den Tag aus seinem Fitneßstudio zurückkam. Er wollte eine Fahrradtour durch den Wald unternehmen zu einem neuen Ausflugslokal und hatte dies auch schon mit seiner Frau besprochen. Sie hatte sich schon darauf gefreut – so zumindest kam es ihm vor –, und deshalb war er enthusiastisch und hatte sogar die Fahrräder schon vor die Tür gebracht.

Kam es ihm so vor? Er merkte, daß er sich nicht mehr so sicher war, und überlegte sich, warum er sich nicht sicher war. Irgend etwas stimmte nicht mit seinen Annahmen. Er beschloß, bei der nächsten Gelegenheit den erfahrenen Ehemann zu befragen.

Aber zurück zu diesem denkwürdigen Vorfall. Als er an diesem Tag in die Wohnung kam, fand er seine Frau noch im Bett und machte sich frohen Mutes daran, sie aufzuwecken. Natürlich hatte er es auf seine übliche liebevolle Art getan. Vergebens. Sie wurde zwar wach, sagte ihm aber, sie sei noch nicht ausgeschlafen und wolle gerne noch ein paar Stunden liegen bleiben. Nun, er konnte es verstehen, denn schließlich waren sie am vergangenen Abend ausgegangen und hatten sich erst gegen 1.30 Uhr in der Nacht schlafen gelegt.

Was er nicht verstehen konnte, war jedoch, daß sie um 11 Uhr behauptete, noch immer müde zu sein, und an diesem strahlenden Tag nicht, wie versprochen, mit ihm den Fahrradausflug unternehmen wollte.

Von seinem jetzigen Wissen ausgehend, hatte er damals den Fehler begangen, die Fahrräder wegzupacken und statt dessen zu Hause herumzuhängen. Natürlich waren sie an diesem Tage dann nicht mehr mit dem Fahrrad unterwegs, und während seine Frau ausschlief, wurde seine Laune immer schlechter und schlechter. Um eine lange Geschichte kurz zu machen: Am selben Abend und am nächsten Tag hatten sie sich aufgrund seiner miesen Stimmung so exzessiv herumgestritten, daß sie zu ihrer Mutter fuhr und er sich am Sonntagabend im Büro wiederfand.

Heute könnte ihm dies alles nicht mehr passieren, denn heute war er egoistisch. Heute hätte er sich sein Fahrrad geschnappt und wäre losgefahren – genau wie er jetzt im Ostpark mit seinen Rollschuhen unterwegs war.

Er saß inzwischen auf einer Bank und ruhte sich aus. Die letzten vier Kilometer, vielleicht waren es sogar fünf oder sechs, waren doch anstrengender gewesen, als er gedacht hatte. Er hatte nicht bewußt mitbekommen, daß er herumgefahren war, denn seine Gedanken hingen seiner neuen „Ehe“ nach.

Es ging ihm ganz deutlich besser, seitdem er gelernt hatte, egoistisch zu sein. Worüber er sich jedoch noch nicht ganz im klaren war, war die Frage, ob es seiner Frau auch wesentlich besser ging. Irgendwie wußte sie offensichtlich nicht ganz konkret damit umzugehen, daß er nun so egoistisch war. Und wenn er es sich genau überlegte, hatte sie auch allen Grund dazu, denn seit ein paar Tagen machte er quasi nur noch das, wozu er Lust hatte. Er ging mit Kollegen aus, ging ins Sportstudio, machte Fahrradtouren, saß auch einmal zu Hause und las ein Buch, ohne sich dabei stören zu lassen, und heute hatte er sich vorgenommen, im Ostpark mit den Rollerblades herumzujetten.

Natürlich hatte er sie jeweils eingeladen, aber die Standardantwort von ihr in den letzten Tagen war immer: „Ich habe keine Lust.“ Okay, das war ihm egal, denn wie hatte der Meister der Ehe gesagt: „Erst wenn es dir gutgeht und du die Stärke hast, die du brauchst, kannst du dich um andere kümmern.“

Dennoch erschien es unserem Helden, daß irgend etwas an diesem Konzept noch nicht ganz schlüssig war, denn je länger er darüber nachdachte, desto eher kam er zu dem Schluß, daß seine Frau keinen besonders glücklichen Eindruck machte. Früher hatte sie nicht so oft geäußert, keine Lust zu haben, und früher war er auch viel öfter bei ihr.

Während er sich von der Bank erhob und wieder auf den asphaltierten Weg zurückkehrte, fiel ihm ein, daß der erfahrene Ehemann von weiteren Geheimnissen einer glücklichen Ehe gesprochen hatte. Soweit er sich erinnerte, hatte er bisher allerdings nur drei erfahren. Vielleicht war das vierte Geheimnis der Schlüssel. Und während er mit seinen Rollerblades den leichten Abhang hinuntersauste, nahm er sich vor, den erfahrenen Ehemann gleich morgen früh anzurufen und sich mit ihm zu treffen, um weitere Geheimnisse zu erkunden. Irgend etwas mit diesem Egoismus war nämlich noch nicht ganz so, wie es sein sollte.

Er ist ein rücksichtsvoller Egoist

Er war eine halbe Stunde zu früh in das Büro des erfahrenen Ehemannes gekommen, da wider Erwarten der Autobahnzubringer zum Bürodistrikt nicht verstopft war. Jetzt saß er im Vorzimmer bei der Sekretärin des erfahrenen Ehemannes und freute sich darauf, daß er schon bald das nächste Geheimnis einer perfekten Ehe erfahren sollte. Während er dort saß und wartete, beobachtete er die Sekretärin, die bienenfleißig Telefonate entgegennahm, Briefe schrieb und Fragen anderer Kollegen und Kolleginnen beantwortete, die immer wieder hereinschauten und irgend etwas Spezielles von ihr wissen wollten. Sie schien die Schaltzentrale in dieser Firma zu sein, und er wunderte sich, wie lange sie schon mit dem erfahrenen Ehemann zusammenarbeitete.

Um dies und anderes herauszufinden, sprach er sie einfach direkt an: „Entschuldigen Sie bitte, Sie scheinen ja hier über alles den Überblick zu haben, und mich würde interessieren, wie lange Sie schon hier arbeiten."

„Nun", sagte sie, „es werden im August 13 Jahre." – „Und wie lange arbeiten Sie schon für Ihren jetzigen Chef?" fragte der junge Mann.

„Es sind eben diese 13 Jahre", antwortete die Sekretärin. „Dann kennen Sie ihn ja recht gut?" fragte unser junger Held.

„Ja", sagte die Sekretärin. „Er ist einer der besten Chefs, die ich je hatte. Ein lieber, netter und sehr zuvorkommender Mensch."

„Nun, ich habe gehört, daß er sehr egoistisch sein soll“, sagte der junge Mann provokativ, um herauszufinden, was an dem ganzen Thema Egoismus dran war.

„Ja und nein“, lachte die Sekretärin, weil sie offensichtlich gemerkt hatte, worauf der junge Mann hinauswollte.

„Das ist aber ein hartes Vorurteil gegen meinen Chef“, setzte sie hinzu, und wie schon häufiger, seitdem er sich mit dem erfahrenen Ehemann getroffen hatte und mit dessen Strategie in Berührung gekommen war, fühlte sich unser junger Held mit einem Mal unwohl und dachte sich: „Fettnäpfchen, wo bist du?“ – Offensichtlich bin ich schon wieder in eins hineingetreten.

Aus diesem Grund beeilte er sich auch, der Sekretärin zu versichern: „Nun, ich habe es nicht so gemeint, aber er hat mir seine Strategie erläutert, die zu einer perfekten Ehe führen soll, und darin kommt auch Egoismus vor.“

Immer noch lächelnd sagte die Sekretärin: „Ja, Sie haben vollkommen recht, er ist ein Egoist, aber dann doch wieder keiner!“ Völlig verwirrt fragte der junge Mann nun: „Was meinen Sie damit? Er ist ein Egoist und dann doch wieder keiner?“

„Nun“, antwortete die Sekretärin, „lassen Sie es mich in einem Satz beschreiben. Er ist ein rücksichtsvoller Egoist!“ Das alles erzeugte in unserem jungen Freund noch mehr Verwirrung als vorher. Er sagte zur Sekretärin: „Das ist mir alles zu kompliziert, und ich hoffe, daß der erfahrene Ehemann mir das noch erklären kann.“

Während er dies sagte, ging eine Tür auf, und der erfahrene Ehemann kam herein. Er war wie immer frohgelaunt und erfreute sich offensichtlich einer strahlenden Gesundheit. Mit dynamischen Bewegungen kam er auf unseren jungen Helden zu, schüttelte seine Hand und sagte: „Natürlich kann ich Ihnen das erklären. Ich freue mich, daß Sie schon da sind, und hoffe, daß wir Ihre Verwirrung bald auflösen können. Kommen Sie doch mit."

Er führte unseren jungen Helden in sein Büro – ein ganz besonderes Büro, nämlich das Chefbüro, das eine ganz besondere Atmosphäre ausstrahlte. Bemerkenswert war ein Musikinstrument, welches man nie und nimmer in einem Büro vermutet hätte. Derart überrascht stand unser junger Freund in der Mitte des Raumes und starrte fasziniert und gebannt mit leichtem Kopfschütteln auf das in der Ecke befindliche Schlagzeug.

Der Meister der Partnerschaft sah die immer größer werdende Verwirrung unseres Helden und begann mit einem Mal, herzlich zu lachen. „Sie scheinen sich nicht mehr sicher zu sein, ob Sie es mit einem glücklichen und erfolgreichen Ehemann zu tun haben oder mit einem Verrückten“, stellte er fest.

Unser junger Freund stammelte daraufhin: „Nun ja, äh, hm, wie soll ich das sagen? Also ich meine, Ihre Sekretärin sagte mir, Sie seien ein Egoist und dann doch keiner, und ich glaube, daß ich zum ersten Mal in meinem Leben in einem Büro ein Schlagzeug sehe. Natürlich frage ich mich jetzt, ob Sie während der Arbeitszeit auf diesem Schlagzeug spielen und ob vielleicht Ihre Sekretärin sich dieses doch laute Instrument dann anhören muß. Ich muß zugeben, daß ich zunehmend verwirrt bin.“

Der erfahrene Ehemann mußte sich vor Lachen setzen. Nur mit Mühe gelang es ihm, während er herzhaft weiterlachte, zu sagen: „Nun, junger Mann, das ist allerdings eine Schlußfolgerung, die ich heute auch zum ersten Mal gehört habe und die mich, wie Sie sehen, sehr belustigt. Aber nehmen Sie doch Platz, ich versuche Ihnen dies alles zu erklären.“

Unser junger Mann setzte sich dem erfahrenen Ehemann gegenüber, und dieser begann, sich von seinem Lachanfall zu erholen.

„Bitte entschuldigen Sie, daß ich so lachen mußte, aber zum einen war Ihre Schlußfolgerung so komisch für mich, und zum anderen hatte ich den Eindruck, daß Sie vielleicht glaubten, einen Außerirdischen vor sich zu sehen. Während der Arbeitszeit spiele ich natürlich nicht, aber dafür um so intensiver in meiner Freizeit, etwa dann, wenn ich einen Ausgleich für den Streß des abgelaufenen Tages suche.

Aber erzählen Sie mir doch einfach einmal, wie es in Ihrer Ehe jetzt aussieht, nachdem Sie sich egoistischer verhalten haben."

„Nun“, sprudelte unser junger Held hervor, „mir geht es natürlich viel besser. Worüber ich mir nicht im klaren bin, ist, wie es meiner Frau geht.“

„Warum geht es Ihnen besser?“ fragte der erfahrene Ehemann, während er sich genüßlich in seinem Ledersessel zurücklehnte.

„Nun“, erwiderte der junge Mann, „ich mache fast nur noch Sachen, die mir Spaß machen, und lasse mich dabei von meiner Frau in keiner Weise beeinflussen. Ich mache das, was Sie mir geraten haben. Ich lebe mein eigenes Leben.“

Mit einem Mal wurde der erfahrene Ehemann ganz ernst, beugte sich nach vorne und fragte unseren Helden: „Glauben Sie, daß Ihre Ehe dafür da ist, daß Sie Ihr Leben leben und sich ansonsten um den Rest Ihrer Ehe nicht mehr zu kümmern brauchen?“

Und schon wieder war dieses unangenehme Gefühl im Anmarsch. Schon wieder diese Verwirrung bei unserem jungen Helden, der inzwischen schon ganz nervös auf seinem Stuhl hin und her rutschte und fieberhaft nach einer Antwort suchte. Erst wollte er die Frage des erfahrenen Ehemannes mit einem einfachen und glatten „Nein“ beantworten, unterließ es allerdings, da er dachte, daß ein „Nein“ vielleicht nicht ausreichend genug wäre. Also sagte er: „Ich weiß es nicht!“

„Nun, ich will Ihnen die Antwort verraten“, sagte der erfahrene Ehemann. Die Antwort ist ein einfaches und gerades „Nein“. Ihre Ehe ist nicht dazu da, daß Sie Ihr eigenes Leben so weiterleben, wie Sie es wollen.“

Jetzt wurde es unserem jungen Freund zuviel, und er protestierte schon fast aggressiv: „Aber Sie haben mir doch gesagt, ich soll egoistisch sein. Sie haben mir doch gesagt, ich soll mein eigenes Leben leben. Sie haben mir doch gesagt, ich soll mich nur um mich selbst kümmern und meine Frau völlig in Ruhe lassen!“

„Ja und nein“, sagte der erfahrene Ehemann mit besänftigender Stimme. „Sie sollen sich um sich kümmern, aber die Kraft und die Stärke sammeln, die Sie brauchen, um dann für Ihre Partnerin dazusein.“

„Was genau bedeutet das?“ wollte unser junger Held jetzt wissen, schon wesentlich relaxter und viel interessierter als zuvor bei seinem aggressiven Protest. „Lassen Sie mich erst eine Frage stellen“, begann der erfahrene Ehemann. „Nachdem Sie jetzt einige Tage Egoismus geübt haben und vorhin bereits äußerten, daß es Ihnen besser geht, glauben Sie, daß Sie die Kraft und die Stärke haben, sich um Ihre Frau zu kümmern?“

Ein spontanes und kraftvolles „Ja“ war die Antwort unseres jungen Helden. „Sehen Sie“, sagte der Meister der Partnerschaft, „das ist genau das, was ich meine. Wenn Sie wieder aufgetankt haben, wenn Sie wieder die Kraft und die Stärke haben, um sich um Ihre Beziehung zu kümmern, dann sollten Sie auch wieder in Ihrer Beziehung leben, denn Sie brauchen keine Ehe, wenn Sie alleine leben wollen. Sie brauchen jedoch ab und zu einmal ein bißchen Zeit für sich selbst, um dann, mit wieder gewonnener Kraft und Energie, für Ihre Partnerin dazusein.“

„Sie meinen also, daß dieses egoistische Verhalten nur dazu da ist, um wieder aufzutanken?“ erwiderte unser junger Held mit einem Gesichtsausdruck, den man volkstümlich mit „Bei dem ist der Groschen gefallen“ beschreiben könnte.

„Ja, genau“, war die Antwort. „Sehen Sie, solange Sie Ihr ganzes Leben nach Ihrem Partner oder Ihrer Partnerin ausrichten, kommt Ihre eigene Individualität zu kurz, und Sie finden sich irgendwo und irgendwann in einem Zustand wie dem wieder, den man bei einem Manager als ‚Burn-out-Syndrom‘ bezeichnet.

Das heißt, Sie verfügen nicht mehr über die Kraft und Energie, für jemand anderen dazusein, weil Sie noch nicht einmal genügend Kraft und Energie haben, für sich selbst dazusein.

Wenn Sie jedoch immer wieder zwischendurch für sich selbst da sind“, fuhr der erfahrene Ehemann fort, „kommt es nicht zu diesem ‚Burn-out-Syndrom‘.

Dadurch, daß Sie sich immer wieder Zeit nehmen für Ihr eigenes Leben, tanken Sie quasi immer wieder auf. Sie müssen das dann auch nicht so exzessiv betreiben, wie Sie es vielleicht jetzt die letzten Tage gemacht haben, und Ihre Frau vollständig vernachlässigen, denn ein häufigerer und dafür auch viel kürzerer Anfall (von Egoismus) wird dafür sorgen, daß Sie stark, kraftvoll und glücklich sind und somit diese Kraft und Stärke auf Ihren Partner übertragen können."

Es war einige Sekunden still im Raum, denn unser junger Held verfiel in angestrengtes Nachdenken. Er saß ein bißchen in sich zusammengesunken da, und einige Erlebnisse aus der Vergangenheit schienen Revue zu passieren. Der erfahrene Ehemann störte ihn nicht bei dieser Meditation und wartete, bis unser junger Freund wieder ansprechbar war.

„Ich glaube, ich weiß, was Sie meinen“, sagte unser junger Held und erzählte ihm die Geschichte von diesem mißglückten Fahrradausflug von vor ein paar Wochen, der beinahe zur Trennung geführt hätte. Als er mit seiner Schilderung zu Ende war, freute sich der erfahrene Ehemann und sagte: „Sehen Sie, das ist ein ganz typisches Beispiel. Hätten Sie sich damals Ihr eigenes Fahrrad geschnappt und wären Sie zu diesem Ausflugslokal gefahren, am späten Nachmittag zurückgekehrt und froh und zufrieden gewesen, was wäre dann passiert?“

„Ich hätte eine ausgeruhte, ausgeschlafene und zufriedene Frau vorgefunden, und wir hätten ganz sicher den Rest des Wochenendes gemeinsam verbracht, ohne uns zu streiten.“

„Vielmehr noch“, fuhr der junge Mann nach kurzem Nachdenken fort, „wir hätten ganz sicher ein schönes Wochenende gehabt. Denn zum einen wären die individuellen Bedürfnisse eines jeden berücksichtigt worden, und zum anderen hätten wir trotzdem gemeinsam eine Ehe geführt in dem Rest der Zeit.“

„Genauso ist es“, freute sich der erfahrene Ehemann und fügte hinzu: „Sie sind auf dem richtigen Weg. Genauso soll es sein, und dann funktioniert es auch perfekt.“

Während er diese Worte sprach, ging er hinüber zu einem Schrank und öffnete eine Schublade.

Unser junger Freund wußte schon, was auf ihn zukam. Er hätte wetten mögen, daß der erfahrene Ehemann aus diesem Schrank ein weiteres Merkblatt herausholte, welches er in wenigen Sekunden in der Hand hielt.

Er gewann die Wette. Stolz überreichte ihm der erfahrene Ehemann und Meister der Partnerschaft ein Merkblatt, auf welchem stand:

Wenn ich über die
Kraft und über
die Stärke verfüge,
die ich benötige,
setze ich diese für
meine Partnerin
und für unsere
Partnerschaft ein.

Jeder muß Zeit für sich selbst haben

Der Sommer war inzwischen vorüber und hatte sich in einen wunderschönen Herbstanfang verwandelt. Langsam fielen die Blätter zu Boden, und genauso langsam wurden die Tage immer kürzer. Es war ein Jahrhundertherbst, denn schon seit zwei oder drei Wochen wurde die Landschaft in ein gelb-goldenes Licht getaucht, wenn die Sonne versank.

Unser junger Held fühle sich sehr glücklich, als er zum zweiten Mal zum erfahrenen Ehemann nach Hause fuhr.

Vorangegangen war ein Anruf des erfahrenen Ehemannes bei unserem jungen Helden, mit dem er ihn für diesen Abend zu sich einlud. Er hatte gesagt, er wollte ein Jubiläum feiern: den Jahrestag seines ersten Treffens mit seiner jetzigen Frau. Und daß einige andere glückliche Ehemänner zu dieser Party ebenfalls kommen würden, hatte er noch erwähnt.

Voller Freude bog unser junger Freund in die Straße, an deren Ende das Haus des erfahrenen Ehemannes stand.

Er war gespannt, andere Leute kennenzulernen, denen der erfahrene Meister der Partnerschaft geholfen hatte, die Beziehung zu verbessern. Und er freute sich auch darauf, die Frau seines „Meisters“ einmal wiederzusehen.

Um so erstaunter war er, als er eine reine Männergesellschaft vorfand. Sechs oder sieben Freunde und Bekannte waren von unserem erfahrenen Ehemann eingeladen worden, und keine Frau war weit und breit zu sehen.

Auch die Frau des Meisters der Beziehung war nicht da. Hatte er nicht gesagt, es sei eine Feier zum Jahrestag des ersten Treffens mit eben dieser Frau? Unser Freund begann sich zu wundern. Es war doch wohl nicht so, daß die Ehe des erfahrenen Meisters nun in eine Krise geraten war?

Trotz der ausgelassenen und fröhlichen Stimmung, mit der er empfangen wurde, kam bei unserem jungen Helden keine richtige Freude auf. Schon nach kurzer Zeit hielt er es nicht mehr aus und wandte sich an den erfahrenen Ehemann: „Ich hoffe, es ist nichts passiert", sagte er zu ihm. Dieser schaute ihn ganz seltsam an und meinte: „Was kann denn passiert sein, was meinen Sie genau?"

Da antwortete unser junger Held: „Ihre Frau ist nicht hier! Es ist doch Ihr Jubiläumstag! Für mich würde eine Welt zusammenbrechen, wenn Sie Schwierigkeiten hätten." Daraufhin sagte der Meister der Partnerschaft: „Sie meinen Schwierigkeiten in meiner Ehe?"

„Ja, Schwierigkeiten in der Beziehung zu Ihrer Frau", sagte unser Held. „Denn ich denke nicht, daß Sie feiern würden, wenn Ihrer Frau etwas zugestoßen wäre."

Der erfahrene Ehemann lachte, wie schon so oft, wenn unser Held bereit war, in ein weiteres Kapitel einer erfolgreichen Beziehung eingeweiht zu werden, und sagte: „Lassen Sie uns doch da drüben in die Ecke gehen, ein bißchen heraus aus diesem Partytrubel hier, und dann erkläre ich Ihnen gerne, warum meine Frau nicht hier ist und was genau das mit unserer glücklichen Ehe zu tun hat."

Unser junger Freund glaubte, daß er die Verwirrung wieder spürte, die ihn schon so oft überkommen hatte. Nur war dieses Gefühl nicht so stark. Irgendwo hatte er Vertrauen zu dem erfahrenen Ehemann und war sicher, daß er am Ende dieser Party mit einem neuen Merkblatt nach Hause ging. Einem Merkblatt, auf dem ein weiteres

Geheimnis zum erfolgreichen Zusammensein mit einem Partner offenbart wurde. Vielleicht konnte er mit diesem neuen Geheimnis seine ohnehin inzwischen sehr gute Ehe noch weiter verbessern.

„Wie geht es Ihnen in Ihrer Ehe?" fragte der erfahrene Ehemann, nachdem sie im Nebenzimmer angekommen waren. Die Musik und die doch relativ lauten Unterhaltungen, die sie zuvor noch gehört hatten, waren inzwischen in den Hintergrund geraten und unterstützten die positive Stimmung, in der sich unser junger Freund befand. „Meiner Ehe geht es ganz hervorragend. Ich bin glücklich wie niemals zuvor, und ich bin Ihnen sehr dankbar, daß Sie mich in die Geheimnisse der perfekten Partnerschaft eingeführt haben."

„Das heißt, Ihre Ehe läuft perfekt? Sie selbst und Ihre Frau sind glücklich?“ fragte der erfahrene Ehemann mit einem seltsamen Unterton in seiner Stimme. Es waren der Ton und die Frage an sich, die unseren jungen Freund etwas irritierten. Dennoch antwortete er: „Ja, wann immer ich merke, daß meine Kraft nachläßt, besinne ich mich kurze Zeit auf mich selbst und handle egoistisch. Wenn ich das immer wieder mache, verfüge ich über die Kraft, die es mir dann erlaubt, mich um so mehr um meine Frau zu kümmern und dadurch meine Ehe auf hohem Niveau zu stabilisieren.“

„Und es gibt wirklich nichts, auch keine ganz kleine Kleinigkeit, die vielleicht noch besser sein könnte?“ fragte der erfahrene Ehemann wieder mit diesem seltsamen Unterton.

Unser junger Held versank kurze Zeit in ein Nachdenken und sagte dann ein wenig zögernd: „Es gibt da schon etwas, was vielleicht noch verbesserungswürdig wäre.“

„Und was wäre das?“ fragte der erfahrene Ehemann mit sichtlicher Neugierde.

„Nun“, antwortete unser junger Held, „es irritiert mich immer wieder, daß meine Frau keine Zeit für mich hat, wenn ich gerne bei ihr sein möchte. Das hat sich durch den Beginn des Studiums meiner Frau vor wenigen Wochen sogar noch verschärft. Es kommt immer wieder vor, daß sie zu Veranstaltungen der Universität geht und in dieser Zeit natürlich für mich nicht da sein kann.“

„Genau das ist es!“ rief der erfahrene Ehemann aus. „Genau das ist der Punkt, auf den ich noch hinaus wollte. Denn das ist das, was Sie noch lernen müssen, um eine wirklich perfekte und harmonische Ehe zu führen.“

„Erinnern Sie sich an das Gespräch, welches Sie mit meiner Sekretärin hatten?“ fragte der erfahrene Ehemann, nachdem er mit zwei frischgefüllten Gläsern zurückkam.

Urplötzlich fühlte unser junger Freund, wie ihm das Blut in den Kopf stieg. Ganz sicher wurde er rot, denn er schämte sich dafür, daß er hinter dem Rücken des erfahrenen Ehemannes versucht hatte, etwas über ihn herauszufinden.

„Nein, nein“, lachte der erfahrene Ehemann, „Sie brauchen sich nicht dafür zu schämen, daß Sie hinter meinem Rücken Informationen über mich eingeholt haben. Erzählen Sie mir doch einmal, was meine Sekretärin zu Ihnen sagte!“

Es schien unserem jungen Helden, daß der erfahrene Ehemann wohl Gedanken lesen konnte. Obwohl er sich im Moment äußerst unbehaglich fühlte, antwortete er trotzdem: „Ich hatte sie gefragt, ob Sie ein Egoist sind."

„Und", fragte der erfahrene Ehemann, „hat sie das bestätigt?" – „Sie hat es nur mit Einschränkungen bestätigt. Sie sagte, Sie seien ein rücksichtsvoller Egoist!"

„Genau, junger Freund, das ist genau das, wie ich mich selber bezeichnen würde. Ich bin ein rücksichtsvoller Egoist, und das ist auch das nächste Geheimnis für eine perfekte Partnerschaft!"

„Was genau meinen Sie mit dieser Kombination?"

„Ganz einfach", antwortete der erfahrene Ehemann, „ich nehme Rücksicht auf die egoistischen Phasen meiner Partnerin. Das heißt, ich habe Verständnis dafür, daß auch meine Partnerin sich auf sich selbst besinnen muß und Zeit für sich selbst braucht, um die Stärke und die Kraft zu sammeln, die sie braucht, um für mich und unsere Beziehung dazusein."

So langsam dämmerte es dem jungen Mann. Wenn seine Frau ihrem Studium nachging und eben keine Zeit für ihn hatte, trug dies dazu bei, daß sie Zeit hatte für sich selbst und wieder auftankte. Deshalb war sie auch so gut gelaunt und gut drauf. Deshalb hatte sie auch zu vielen Dingen wieder Lust, was man vorher von ihr nicht behaupten konnte. Sie machte genau das gleiche wie er. Sie war egoistisch und nahm sich Zeit für sich selbst. Aus dieser Zeit für sich selbst schöpfte sie die Kraft für ihre gemeinsame Ehe.

Das war der Grund, warum sich seine Ehe in den letzten Monaten so ungeheuer verbessert hatte.

Er mußte wohl ziemlich erleuchtet dagestanden haben, denn der erfahrene Ehemann legte seine Hand um seine Schultern und sagte: „Sehen Sie, junger Mann, so einfach ist es im Grunde genommen. Wenn jeder den anderen akzeptiert und jeder dem anderen den nötigen Freiraum läßt, ist es letztendlich die Liebe, die dazu führt, daß zwei Menschen einen gemeinsamen Lebensweg beschreiten und dabei Spaß haben. Dennoch sollten Sie eines nicht vergessen!"

„Und was wäre das?" fragte unser junger Held.

„Einen Moment bitte", sagte der erfahrene Ehemann und verschwand aus dem Zimmer. Ich könnte wieder wetten, dachte unser junger Freund, daß er mit einem Merkblatt zurückkommt. Kaum war dieser Gedanke zu Ende gesponnen, stand der erfahrene Ehemann in der Tür und schwenkte einen rosaroten Zettel.

„Hier", sagte er, „Sie kennen es ja schon. Ein Merkblatt, auf dem ein weiteres Geheimnis für eine glückliche Ehe steht!"

Nur wenn ich
akzeptiere, daß auch
meine Partnerin
Zeit braucht, um
aufzutanken,
wenn ich diesbezüglich
ihr gegenüber
rücksichtsvoll und
verständnisvoll bin,
kann auch sie gestärkt
und mit Kraft für
mich und für unsere
Beziehung dasein.

Gibt es ein Patentrezept?

Die Party hatte sich an diesem Abend noch hingezogen. Er kam recht spät nach Hause, und zwar mit einem Taxi, denn zum Schuß hatte er doch alkoholische Getränke zu sich genommen, und sein Prinzip war es, daß er nach dem zweiten Bier kein Auto mehr fuhr.

„Kein Problem", hatte der Gastgeber gesagt und ihm ein Taxi gerufen, welches ihn dann nach Hause brachte. Nicht, daß unser junger Freund betrunken gewesen wäre, aber es war wohl besser, daß er seinen Wagen erst am nächsten Tag abholte.

Jetzt, zwei Wochen später, wurde er nochmals an diese Party erinnert, denn er zog sein Jackett an, welches er damals einfach so in den Schrank gehängt hatte, und fand in der linken Tasche den rosaroten Zettel mit dem letzten Merksatz von dem erfahrenen Meister. Der Zettel war ein wenig in Vergessenheit geraten, weil seine Frau in den letzten zwei Wochen fast immer für ihn dagewesen war und es ihm somit nicht notwendig schien, rücksichtsvoll und verständnisvoll zu sein. Aber jetzt war es wieder anders. Sie traf sich mit Kommilitonen und hatte auch schon angedeutet, daß sie morgen mit ihnen zusammen den ganzen Tag darauf verwenden würde, für ihre nächste Klausur zu lernen.

Nun, ihm sollte es recht sein, er war inzwischen zum rücksichtsvollen Egoisten geworden. Dennoch gab es einen ganz kleinen Haken an der Sache. Was war, wenn es einem der Partner in einer Beziehung schlechtging und der andere noch nicht aufgetankt hatte? Was war, wenn es beiden schlechtging? Was war, wenn keine Zeit zur Verfügung stand, um egoistisch zu sein? Er hatte es schon erlebt. Und erst kürzlich klagte ein Freund über seinen eigenen schlechten Zustand, und schon am nächsten Tag hörte er von dessen Freundin, daß auch sie sich in einem verheerenden Zustand befände, weil sie annahm, daß sich ihr Freund nicht mehr wohlfühlte. Sie glaubte, er wollte sich von ihr trennen, weil sie ihn so sehr streßte.

Deswegen hatte sie sich seit einigen Wochen eher von ihm distanziert. Komischerweise beklagte sich sein Freund genau darüber. Sie kam ihm so seltsam vor, weil sie so wenig Interesse an ihm fand. Er hatte ihn allen

Ernstes gefragt, ob er wüßte, ob seine Freundin einen anderen hatte. Die Situation der beiden war sicher nicht besonders gut.

Hier gab es offensichtlich noch etwas zu tun, denn seiner Meinung nach hatte keiner von beiden die Möglichkeit, erst aufzutanken und dann für den anderen dazusein. Vielleicht gab es für diese Situation gar kein Patentrezept. Er beschloß, selbst darüber nachzudenken und vielleicht selbst eine Lösung zu finden. Er wollte nicht unbedingt den erfahrenen Ehemann mit einem solchen Problem belästigen, dennoch, je mehr er darüber nachdachte, desto wahrscheinlicher erschienen ihm solche Situationen, und immer mehr Vorgänge aus der Vergangenheit fielen ihm ein, die genauso gelagert waren.

Wahrscheinlich funktionierten die Geheimnisse für eine perfekte Ehe nur, wenn man von einer stabilen und starken Plattform aus dieses Muster immer wieder verfolgen konnte. Aber gab es nicht auch in diesem Zusammenhang vielleicht die Situation, daß beide Partner gleichzeitig in einem schlechten Zustand waren?

Er beschloß, dieser Frage auf den Grund zu gehen. Er hatte eine bestimmte Strategie, um über solche Dinge nachzudenken. Diese Strategie hatte einen Vor- und einen Zunamen. Der Nachname war Davidson, der Vorname war Harley. Also entschloß er sich, sein Jackett wieder in den Schrank zurückzuhängen und nicht zu diesem Basketball-Meisterschafts-Spiel zu gehen, welches am Nachmittag stattfand. Statt dessen zog er seine Motorradkombi an, holte seine Harley Davidson aus der Garage und fuhr einfach ein bißchen spazieren. Das war für ihn die optimale Art und Weise, gedanklich an Problemstellungen heranzugehen.

Mit dem wohlklingenden Blubbern seines Spezialauspuffes schoß er los und genoß es schon bald, aus der Stadt heraus über Land zu fahren und dabei seinen Gedanken, genau wie seiner Maschine, freien Lauf zu lassen.

Während er mit seiner Harley über die Landstraße fuhr, fiel ihm eine Situation ein, die er vor kurzem erst mit seiner Frau erlebt hatte. Obwohl er ein rücksichtsvoller Egoist war, kam es dennoch zu einem Eklat, und er wußte bis heute noch nicht, warum sie sich damals so gestritten hatten.

Es ging wieder einmal darum, daß ein Familienfest anstand. Sie hatten sich darum gestritten, wann sie zu welchen Familienangehörigen fahren sollten. Er wollte zuerst zu ihren Eltern fahren und dann zu seinen. Sie wollte, wie schon so oft in der Vergangenheit, genau das Gegenteil.

Ihm war bis heute noch nicht klar, warum sie diese Position einnahm. Vor allen Dingen hatten sie sich aus dieser Situation heraus gestritten, und wie schon ein paar Mal zuvor in den vergangenen Jahren war es dann so weit gekommen, daß sie zuerst zu seinen Eltern fuhren, dann zu ihren, und glücklich waren weder er noch sie.

Beinahe wäre er an der Abzweigung vorbeigefahren. Die Abzweigung, die auch zu einem der letzten offenen Biergärten dieses Jahres führte. Er setzte den Blinker rechts, bog ab und folgte dem Schild zu diesem Biergarten, in dem er mit seiner Frau schon so oft viele glückliche Stunden verbracht hatte.

Je mehr er über diesen unglücklichen Vorfall nachdachte und je näher er dem Biergarten kam, desto tiefer sank seine Stimmung, die, als er auf den Parkplatz der Waldgaststätte einbog, schlußendlich auf dem Nullpunkt angelangt war. Alles andere als glücklich beschloß er, seine Lieblingsspeise, den bayerischen Leberkäse mit zwei Spiegeleiern, zu bestellen, und versuchte, Ordnung in sein gedankliches Chaos zu bringen. Der Leberkäse kam nach einiger Zeit, angebräunt von beiden Seiten, mit einem Spiegelei. „Warum ist denn da nur ein Spiegelei auf dem Leberkäse?" fragte er die junge Kellnerin. Diese, ein bißchen gestreßt durch die Hektik des Tages und die vielen Gäste, drehte sich um und sagte: „Entschuldigen Sie bitte. Woher bitte soll ich wissen, daß Sie zwei oder fünf Spiegeleier möchten? Sie müssen es mir schon sagen. Gedanken lesen kann ich nun mal nicht."

Unser Held war erstaunt über diese fast ruppige Antwort und mußte sich ernsthaft überlegen, ob er nicht zwei Spiegeleier bestellt hatte. War es nicht so, daß er manches Mal Dinge, die er dachte, nicht aussprach, aber erwartete, daß der andere seine Gedanken las?

Er wurde nachdenklich. War dieses kleine kommunikative Problem nicht stellvertretend für viele Situationen, die er in seiner Ehe und in seinem beruflichen Leben oder auch mit Freunden erlebt hatte? Die Kellnerin hatte recht. Woher sollte sie wissen, wie viele Spiegeleier er zum Leberkäse mochte? Schließlich war er kein Stammgast und konnte nicht erwarten, daß jeder weiß, welche seine Vorlieben sind.

Er beschloß, darüber nicht weiter nachzudenken, und genoß zunächst einmal sein Essen.

Abends, als er dann sein Motorrad wieder in der Garage parkte, begann er, noch einmal über diese Situation nachzudenken, und entschloß sich, am nächsten Tag noch einmal den erfahrenen Ehemann und Meister der Beziehung zu kontaktieren.

Glauben heißt: nicht wissen

Er hatte den Meister der Beziehung angerufen und ihn nochmals um einen Termin gebeten. Ein Treffen, bei dem er das fünfte Geheimnis einer perfekten Beziehung erkunden wollte. Diese Begegnung sollte allerdings anders verlaufen, als sich unser junger Held das vorgestellt hatte.

Der Meister der Ehe hatte ihn, na ja, man konnte sagen, abblitzen lassen. Abblitzen deshalb, weil unser Meister auf seine Frage keine Antwort wußte.

Immerhin hatte er einen Rat. Einen guten Rat. Und diesem sollte unser junger Freund nun folgen.

„Gehen Sie zu meiner Frau", hatte der erfahrene Ehemann gesagt. „Denn das Problem, das Sie beschäftigt, ist das, womit auch ich mich beschäftigt hatte und was ich erst durch meine Frau lösen konnte. In dieser Beziehung war sie wesentlich weiter als ich. Deswegen würde ich Ihnen empfehlen, direkt mit ihr zu sprechen. Ich bin für Sie vielleicht in dieser Beziehung der falsche Ansprechpartner."

Nun saß unser junger Held da und traute sich nicht so recht, die Frau des erfahrenen Ehemannes anzurufen. Immerhin hatte der erfahrene Ehemann ihm alle Geheimnisse mit auf den Weg gegeben, die seine Ehe perfekt machten, und jetzt sollte er zu seiner Frau gehen und sich offenbaren? Sie würde es bestimmt nicht besonders schätzen, wenn er jetzt zu ihr kam, wo er doch anfangs seine anderen Beziehungsprobleme zusammen mit ihrem Mann besprochen und gelöst hatte.

Sie mußte doch den Eindruck haben, daß sie und ihr Mann eine Art psychologische Beratungsstelle für Ehekrisen sind. Konnte er ihr das wirklich zumuten? Würde er sich nicht zum Hampelmann machen? Wahrscheinlich schon. Er wurde sich immer unsicherer.

„Hören Sie, ich weiß nicht, wofür ich Ihnen das viele Geld jeden Monat zahle, aber sicher nicht dafür, daß Sie den ganzen Tag träumen!" weckte eine unwirsche Stimme unseren Helden jäh aus seinen Überlegungen. Sein Chef war wieder einmal in sein Büro geschneit und drohte ihm. Dieser Mensch konnte ihn einfach nicht leiden. Das war von Anfang an so, und zwar nur deshalb, weil er zehn Jahre jünger war als der Typ.

„Entschuldigung, ich komme sofort", sagte unser Freund und beschäftigte sich sofort wieder mit seinem Job, indem er einen Stapel Akten aufnahm und seinem Boß folgte. Er hatte tatsächlich die anstehende Besprechung vergessen. Er wollte sich konzentrieren. Seine privaten Fragen verschob er auf später.

An diesem Abend, als er endlich aus dem endlos langen Meeting verschwinden konnte, auf dem Weg nach Hause, griff er seine Idee wieder auf. Was würde die Frau des Meisters der Beziehung denken, wenn er jetzt mit seinen Problemen zu ihr kam?

Je länger er darüber nachdachte, desto mehr kam er zu dem Entschluß, daß genau das der Kernpunkt seiner Frage war. Woher konnte er wissen, was sie davon hielt, wenn er sie nicht direkt fragen würde? Kurz entschlossen nahm er den Telefonhörer seines Autotelefons – puh, das war ein Kampf mit seinen Boß, bis der ihm dieses Telefon genehmigt hatte – in die Hand und wählte die Nummer der Frau des erfahrenen Ehemannes.

„Hallo", sagte er. „Ihr Mann hat mir empfohlen, mich an Sie zu wenden. Ich komme mir zwar nicht besonders klug dabei vor, weil ich Sie jetzt auch noch belästige, nachdem ich schon Ihren Mann belästigt habe. Und dennoch erlebe ich eine Situation, mit der ich nicht so recht umzugehen weiß, und deswegen bitte ich Sie, mir da zu helfen."

Die Frau des erfahrenen Ehemannes hatte sofort zugesagt und dabei gelacht. Sie sagte: „Ich glaube, ich habe Ihr Problem schon erkannt. Kommen Sie doch einfach vorbei. Vielleicht morgen nachmittag, so gegen Abend. Ich will einen Apfelkuchen backen. Wenn Sie dann kommen, ist er kalt genug, und ich werde Ihnen gerne ein Stück anbieten."

Nun stand er wieder vor dieser Türe und klingelte. Die Tür öffnete sich, die Kinder johlten wieder im ganzen Haus, der kleine Hund, der inzwischen nicht mehr ganz so klein war, sprang ihn an, freudig erregt, daß er einen neuen Besucher kennenlernte, und die Frau des erfahrenen Ehemannes bat ihn herein und bot ihm einen Platz an.

Der Duft des Kuchens war dominant. Es roch intensiv nach frischem Apfelkuchen. Während er den Geruch tief in sich aufnahm, bot die Frau des erfahrenen Meisters der Ehe ihm auch schon ein Stück an. „Möchten Sie eine Tasse Kaffee zum Kuchen?“ fragte sie ihn.

„Gerne“, sagte unser junger Held und sprudelte wieder einmal los: „Ich bin sicher, daß Sie keine hohe Meinung mehr von mir haben, nachdem ich mit all diesen Problemen in meiner Ehe und meinem Leben zu Ihnen und Ihrem Mann gekommen bin.“

Bevor er den Satz zu Ende formulieren konnte, schaute ihn die Frau des erfahrenen Ehemannes recht unwirsch an und sagte zu ihm: „Wissen Sie, genau das ist das Problem, und ich nehme auch an, daß Sie deswegen zu mir gekommen sind!“

„Sie nehmen eben an. Sie glauben eben."

„Glauben heißt: nicht wissen", fuhr sie fort. „Glauben gehört in den Religionsunterricht und in die Kirche. Sie sollten vermeiden, Aktionen aufgrund einer Annahme oder eines wagen Glaubens durchzuführen."

„Was meinen Sie damit genau?" stotterte unser junger Freund und fühlte sich plötzlich nicht mehr wohl in seiner Haut, obwohl der Apfelkuchen sehr lecker schmeckte. Irgendwie war er wohl wieder ins Fettnäpfchen getreten. Es blieb ihm auch nichts erspart.

„Nun", antwortete die Frau des erfahrenen Ehemannes, „ich meine es genauso, wie ich es sage.

Wenn Sie nur meinen oder annehmen oder glauben, daß ein anderer Mensch irgend etwas empfindet, fühlt, möchte oder von Ihnen annimmt, dann sind Sie eben auf dem Holzweg, auf dem berühmten."

„Ja, aber ...", wandte unser junger Freund ein.

„Nichts aber", entgegnete die Frau. „Papperlapapp. Sie sollten lieber Fragen stellen. Lieber herausfinden, was der andere wirklich will. Nur dann können Sie entscheiden, was Sie tun sollten. Nur dann können Sie sich wohlfühlen, und nur dann wissen Sie, ob das, was Sie tun, auch das ist, was der andere will. Schauen Sie, Sie haben zum Beispiel überlegt, was ich wohl davon halte, daß Sie mich um Rat fragen. Aufgrund Ihrer Annahme, was ich davon halten könnte, haben Sie entschieden, hierhin zu kommen und sich dabei nicht wohlzufühlen.

Wissen Sie, Ihre Annahme hat Sie völlig fehlgeleitet. Ich freue mich über jeden, der mich um Rat fragt, und ich freue mich auch über jeden, dem ich die Dinge mitteilen kann, die ich gelernt habe. Und ich schätze Menschen, die mich um Rat fragen, mehr als andere, die ihr Leben dahinfristen und ohne zu fragen, was andere Menschen von ihnen halten oder von ihnen wollen, deshalb die falschen Dinge machen und damit immer wieder gegen die Wand laufen."

„Ja, aber ...", stammelte unser Freund, völlig überrascht von der Tirade, die sich über ihn ergoß.

„Nichts aber, Papperlapapp", sagte die Frau des erfahrenen Ehemannes zum wiederholten Male. „Fragen Sie direkt und geradeheraus, was die Menschen wollen. Nehmen Sie nichts an, glauben Sie nicht, Sie wüßten, denn wann immer Sie glauben, Sie wüßten, liegen Sie falsch. Also erst den anderen fragen und erst auf Basis der Antwort des anderen entscheiden."

Unserem jungen Helden ging es gar nicht gut. Vor ihm stand eine Frau, die sehr genau ihren Standpunkt vertreten konnte, und er fühlte sich von ihr ziemlich gemaßregelt. Hoffentlich war es bald vorbei, denn er begann immer mehr zu bereuen, daß er gekommen war; und zu allem Überfluß schmeckte jetzt auch der Apfelkuchen weniger gut.

Je länger er jedoch darüber nachdachte, desto mehr wurde er sich dessen bewußt, daß es im Grunde genommen schon oft vorgekommen war, daß er annahm, seine Frau oder irgendein anderer Mensch wollte irgend etwas. Und aufgrund dieser Annahme, dieses vagen Glaubens, hatte er dann irgend etwas gemacht, und der Schuß war nachher nach hinten losgegangen.

Er fand auch viele Gegenbeispiele, die sozusagen gut ausgegangen waren, weil er immer genau das gemacht hatte, wozu der andere Mensch ihn aufgefordert hatte. Wann immer er seiner Frau einen Wunsch erfüllen konnte, den sie ausdrücklich geäußert hatte, war die Beziehung zu ihr aufs äußerste harmonisch und in jeglicher Hinsicht perfekt.

Vielleicht war auch der besagte Besuch bei ihren oder seinen Eltern deswegen zum Streß geworden, weil unser Freund vielleicht nur annahm, sie wolle nur zu ihren Eltern und nicht zu seinen. Umgekehrt hatte sie vielleicht genauso angenommen, er wolle nur zu seinen Eltern und nicht zu ihren. Plötzlich fand er sich in einem gedanklichen Verwirrspiel von Fragen über Fragen.

Er nahm an, und sie nahm an, und wer hat wen oder was angenommen und wodurch. Ganz schön verwirrend das Ganze. Und irgendwie mußte unser junger Freund ziemlich fassungslos und weltentrückt dagesessen haben, denn plötzlich spürte er an seiner Schulter die Frau des erfahrenen Ehemannes, wie sie ihn anstieß und freundlich fragte: „Möchten Sie noch ein Stück Apfelkuchen?"

Er war zurück in der Welt der Realität, und die Frau des Meisters der Beziehung war nun wieder sehr freundlich. Kaum zu glauben, daß Sie ihm kurz zuvor eine solche Standpauke gehalten hatte.

Er sagte: „Danke, gerne möchte ich noch ein zweites Stück Apfelkuchen, der schmeckt ganz hervorragend. Und darüber hinaus möchte ich mich bei Ihnen bedanken. Sie haben mir doch einen ganz wesentlichen Impuls mitgegeben, über den es sich lohnt nachzudenken."

Daraufhin lächelte ihn die Frau des erfahrenen Ehemannes an, ging zur Küchenschublade und holte einen Zettel heraus. Unser junger Freund mußte lächeln, denn er wußte nun, was auf ihn zukam. Er würde ganz sicher ein neues Merkblatt erhalten. Diesmal nicht vom Meister der Beziehung, sondern von seiner Frau.

Lächelnd reichte die Frau ihm das Merkblatt und sagte: „Sie wissen, was das ist. Sie haben schon ein paar davon. Dieses hier hat nicht nur mit einer glücklichen Beziehung zu tun, sondern auch mit der Kommunikation mit Menschen, mit der Beziehung in jeder vorstellbaren Situation, zu Kollegen, zu Eltern, Freunden und Bekannten und natürlich auch zu Ihrem Lebenspartner."

Hocherfreut nahm unser junger Mann das Blatt, drehte es um und konnte dort noch einmal in zusammengefaßter Form das lesen, was die Frau des Meisters der Beziehung ihm zuvor auf eine etwas unangenehmere Art mitgeteilt hatte.

Glauben heißt:
nicht wissen.
Erst durch geeignete
Fragen erzielt man
Gewißheit, und erst
auf Basis dieser
Gewißheit kann
eine Aktion
zum Erfolg führen.

Die Macht der Fragen

Er hatte die Frau des Meisters der Beziehung gefragt: „Kann ich, wenn ich noch weitere Fragen habe, zu Ihnen zurückkommen und Sie bitten, mir eventuell auftauchende neue Situationen zu erklären?“

„Natürlich“, hatte die Frau des Meisters gesagt. „Sehen Sie, Sie haben schon gelernt. Sie nehmen nicht an, daß es mir irgendwie peinlich wäre, daß Sie kommen, oder unangenehm oder was auch immer, sondern Sie fragen. Sie stellen eine klare und deutliche Frage, und ich gebe Ihnen eine klare und deutliche Antwort. „Ja, mein Lieber, kommen Sie immer wieder, wenn Sie diesbezüglich oder auch in einer anderen Situation meine Hilfe brauchen können. Ich bin offen und ehrlich genug, Ihnen auch zu sagen, wenn es mir einmal nicht paßt, und ich kann Ihnen versichern, wenn ich auf eine Ihrer Fragen keine Antwort weiß, werde ich auch offen und ehrlich sein, Ihnen das mitzuteilen.“

Inzwischen, eine Woche später, stellte unser Held fest, daß er mit seiner Frau ein noch besseres Verhältnis hatte als jemals zuvor.

Nicht zuletzt deshalb, weil er sie ganz genau fragte, bevor er irgend etwas annahm. Oder er überprüfte seine Annahmen, indem er, bevor er etwas vielleicht Dummes tat, seine Frau fragte. Das Verhältnis hatte sich ganz hervorragend entwickelt.

Nur noch ab und zu kam es zu Auseinandersetzungen. Das war der Punkt, an dem sich unser junger Freund immer wieder wunderte und sich fragte: „Muß es denn, obwohl ich ein rücksichtsvoller Egoist bin und nicht mehr die Gedanken meiner Frau lese, manchmal zu Streitereien kommen?

Fehlt nicht vielleicht doch eine Kleinigkeit, die noch zusätzlich zu beachten wäre, um das Verhältnis in meiner Beziehung noch weiter zu verbessern?"

Das war eine interessante Frage, und unser Held beschloß, dieser Frage auf den Grund zu gehen. Nicht heute, doch in der nächsten Zeit.

Einige Tage später schlenderte er mit seiner Frau durch die Innenstadt. Sie wollte einkaufen und ein bißchen bummeln. Früher hatte es immer Streit gegeben, dieses Mal lief es harmonisch ab. Denn sie hatten vorher genau geklärt, zu welchem Zweck sie in die Innenstadt fahren wollten. Es war nicht immer so gewesen, aber sie hatten beide dazugelernt, und ihre Ehe lief harmonisch. Während sie so an den Modegeschäften entlangschlenderten, sah er ein Plakat. Und dieses Plakat weckte sofort seine Aufmerksamkeit und fesselte ihn an die großen fetten Buchstaben: DIE MACHT DER FRAGEN.

In der Zeile darunter konnte man lesen, daß es sich um ein Seminar handelte, welches am nächsten Abend in der Nähe ihrer Wohnung stattfand. Das Thema: Erfolg und Mißerfolg durch die verschiedenen Arten der Fragestellung.

Ganz aufgeregt sagte er zu seiner Frau: „Schau mal, Liebling, erinnerst du dich an den Merkzettel, den ich dir zeigte von der Frau des erfahrenen Meisters der Beziehung?“

„Auf diesem Merkzettel steht doch irgend etwas von den richtigen Fragen, und hier ist ein Seminar über Fragen, über die Macht der Fragen.“

„Ich möchte dieses Seminar besuchen, um mehr zu lernen über die Macht der Fragen. Hast du nicht Lust, mich zu begleiten? Es wäre morgen abend.“

Seine Frau sagte spontan zu. Sie verbrachten den Rest des Nachmittags in einer glücklichen Stimmung in der Innenstadt, und beide konnten in Ruhe für sich noch eine Kleinigkeit einkaufen.

Am nächsten Abend besuchte unser junger Held mit seiner Frau das Seminar: „Die Macht der Fragen“. Er war nicht wenig erstaunt, als er im Vorraum zur Halle, in der das Seminar stattfand, einen guten alten Bekannten wiedertraf. Der erfahrene Ehemann, der Meister der Beziehung, und seine Frau waren ebenfalls als Gäste bei diesem Seminar. Und während sie gemeinsam hineingingen, sagte die Frau des Meisters der Beziehung: „Ich bin froh, daß Sie heute hier sind. Ich denke, Sie können eine Menge lernen. Der Trainer ist einer der erfahrensten Kommunikationsspezialisten, und ich bin sicher, daß er uns helfen kann, die Beziehung zu unseren Partnern noch weiter zu verbessern.“

Unser junger Held fühlte sich bestätigt. Es war ein guter Entschluß, zu diesem Seminar zu gehen. Nun war er hochgespannt auf das, was der Trainer, ein Kommunikationsspezialist, dort mitzuteilen hatte.

Es war ein beeindruckender Vortrag, den dieser Kommunikationstrainer hielt. Und das Allertollste stellte sich am Ende seines Seminars heraus: Der erfahrene Ehemann und seine Frau kannten den Trainer persönlich. Kurzerhand wurden unser Freund und seine Frau dem Redner vorgestellt, und inzwischen saßen alle fünf beim Essen in einem nahegelegenen Restaurant. Eine optimale Gelegenheit für unseren jungen Helden, noch mehr Antworten zum Thema „Die Macht der Fragen" zu erhalten.

„Wie kamen Sie dazu, Kommunikationstrainer zu werden?" war dann, sobald das Essen serviert wurde, die Frage, die unser junger Freund dem Kommunikationstrainer stellte.

„Wissen Sie, ich führte irgendwann einmal in meinem Leben eine verheerende Ehe ..." Während der Trainer sprach, begannen der erfahrene Ehemann und seine Frau zu lachen, und ehe der Trainer seinen Satz vollständig beendet hatte, brachen alle in ein schallendes Gelächter aus.

Es war wohl normal, daß die Menschen ein oder mehrere verheerende oder weniger schöne Beziehungen in ihrem Leben hatten. Heutzutage konnten sowohl unser junger Freund als auch seine Begleiterin nur darüber lachen, denn inzwischen hatten sie die Geheimnisse des rücksichtsvollen Egoisten und die kleinen Tips und Tricks am Rande kennengelernt und konnten damit solchen Schwierigkeiten aus dem Wege gehen.

Nachdem sie sich beruhigt hatten, erzählte der Trainer, wie alles gekommen sei. „Irgendwann", so sagte er, „nach einem heftigen Streit mit meiner damaligen Frau heulte ich mich bei unserem gemeinsamen Freund hier, dem erfahrenen Ehemann, aus und fragte ihn, warum das immer wieder gerade mir passiert. Warum trifft es immer wieder mich? Warum bin ich nur ein solcher Versager?"

Der Meister der Beziehung hatte daraufhin geantwortet: „Ich habe keine Ahnung. Das einzige, was ich weiß, ist, daß du kein ungerader Kerl bist. Aber warum Deine Ehen scheitern, warum du ein Versager bist, wenn du überhaupt einer bist – ich habe keine Ahnung."

„Kein Mensch konnte mir sagen", fuhr der Trainer fort, „warum ich ein Versager war. Ich fragte Gott und die Welt: Warum bin ich nur ein solcher Versager? Warum gehen alle meine Beziehungen in die Brüche? Keiner wußte eine Antwort. Viele stellten Mutmaßungen an, die sie zum besten gaben. Diese Mutmaßungen halfen mir nicht weiter. Der eine sagte sogar: ‚Vielleicht, weil du einfach zu blöd bist'. Ich frage Sie", und er richtete diese Frage an unseren jungen Helden, „was hätten Sie mir zur Antwort gegeben?"

Unser junger Held antwortete daraufhin: „Wahrscheinlich hätte ich damals gesagt, ich habe keine Ahnung. Heute jedoch kann ich Ihnen weiterhelfen.“

Der Kommunikationstrainer schaute unseren jungen Helden mit großen Augen an und sagte: „Oh, ich bin sehr interessiert, wie Sie mir weiterhelfen können. Wie würden Sie mir heute weiterhelfen, was würden Sie heute antworten?“

Auch der Meister der Beziehung, seine Frau und die Frau unseres jungen Helden schauten ganz aufmerksam in die Richtung unseres Freundes. Dieser setzte ein ganz breites Grinsen auf, zog einen Zettel aus der Tasche und sagte: „Wissen Sie, ich habe von dem Meister der Beziehung und seiner Frau immer Merkblätter erhalten. Diese Merkblätter haben mir sehr weitergeholfen. Deswegen möchte ich auch heute ein Merkblatt hier verteilen, über das, was ich gerade zuvor in Ihrem Seminar gelernt habe.“

Er hatte dieses Blatt viermal geschrieben und teilte es nun aus. Auf dem Blatt stand ganz deutlich zu lesen:

Die Qualität der
Fragen entscheidet
über die Qualität
Ihres Lebens.

Wortlos hatten die Begleiter unseres jungen Freundes an diesem Abend, nachdem er den Zettel ausgeteilt hatte, am Tisch gesessen und waren erstaunt über die klare und prägnante Schlußfolgerung, die er aus dem Seminar des Kommunikationstrainers gezogen hatte.

„Gratuliere", sagten der Meister der Beziehung und der Trainer fast gleichzeitig, „Sie haben wirklich was gelernt." Und unserem Helden schwoll sichtlich die Brust. Als seine Frau dann noch sagte: „Ich bin froh, daß ich dich habe", konnte er sein Glück kaum noch fassen.

Die Überraschung

Nun saß unser junger Held mit seiner Frau in der Kneipe, wo alles begonnen hatte, im *Los Papasitos* bei einem wunderschönen mexikanischen Essen. Sie unterhielten sich über das Seminar, welches sie erst in der letzten Woche besucht hatten. Sie hatten sich seit dieser Zeit beide gegenseitig kontrolliert. Wann immer er oder sie eine „schwächende" Frage benutzten, hatten sie sich gegenseitig darauf aufmerksam gemacht und somit immer mehr die Qualität ihrer Fragen verbessert.

Nach einer Woche, so hatten sie es vorher verabredet, wollten sie sich wieder einmal zu einem mexikanischen Essen hinreißen lassen und vielleicht den einen oder anderen Strawberry Margarita trinken. Bei diesem Essen wollten sie noch einmal alles Revue passieren lassen und vielleicht noch einmal gemeinsam die Macht der Fragen thematisieren.

„Erinnerst du dich noch, was schwächende Fragen sind?" fragte unser junger Held seine Frau. Diese antwortete: „Nun, abgesehen davon, daß das, was du gerade formuliert hast, auch eine Frage ist, kann ich mich sehr wohl daran erinnern, daß schwächende Fragen in aller Regel mit dem Fragewort ‚warum' beginnen."

„Oh", sagte unser junger Freund, „dann frage ich mich allerdings jetzt, warum du heute ausgerechnet zum Mexikaner wolltest?"

Nun lachte seine Frau zurück. „Du hast vollkommen recht. Nicht immer ist die Frage, die mit ‚warum' beginnt, eine schwächende Frage. Aber du weißt ja selbst, wie oft du dir und wie oft ich mir die Frage gestellt habe: ‚Warum geht es uns nur so schlecht im Moment?' "

„Wir sind niemals zu einer Antwort gekommen. Und seit wir stärkende Fragen kennen, können wir diese Situationen, in denen es uns nicht so gutgeht, zumindest in der letzten Woche bis heute ganz entscheidend verändern."

„Nun", sagte unser junger Held zu seiner Frau, „du hast vollkommen recht: Es ist viel besser zu fragen, wie es mir besser gehen kann, was ich tun kann, um meine Situation zu verbessern, als zu fragen, warum ich nur so ein armer Tropf bin."

In diesem Moment erschien der Kellner und sagte zu der Frau unseres jungen Helden: „Entschuldigen Sie bitte, aber die Enciladas, die Sie bestellt haben, sind leider ausgegangen."

Noch im selben Augenblick konnte unser junger Freund beobachten, wie seine Frau in einen kraftlosen Zustand verfiel und sagte: „Was heißt ausgegangen, warum sind die denn jetzt ausgegangen, warum kriege ich denn heute nicht die Enciladas, auf die ich mich schon die ganze Woche gefreut habe?"

„Halt, halt", rief unser junger Freund. „Weißt du, was du gerade gemacht hast?" Und seine Frau antwortete: „Nein, ich weiß nicht, was ich gemacht habe. Ich weiß nur, daß ich keine Enciladas bekomme, obwohl ich mich die ganze Woche darauf gefreut habe."

„Nun", sagte unser junger Freund, „du hast eine schwächende Frage benutzt. Warum bekommst du diese

Enciladas nicht? Ich nehme an, daß der Kellner eine Antwort kennt: nämlich die, daß die Enciladas einfach aus sind; vielleicht hat der Koch oder der Geschäftsführer auch zu wenig eingekauft. Wie auch immer: Diese schwächende Frage bringt dich nicht weiter."

„Du hast recht", sagte seine Frau. „Nehmen wir einfach eine stärkende Frage."

„Lieber Kellner, was können Sie mir denn alternativ anbieten, und wie kann ich denn zu einem mexikanischen Hochgenuß kommen?"

„Bravo", sagte unser junger Freund, „das sind die richtigen, stärkenden Fragen."

Der Kellner, der diesen Dialog mit anhörte, schaute etwas konsterniert und konnte nicht ganz nachvollziehen, was hier vor sich ging. Immerhin war er ganz froh, daß er aufgrund der neuen Verhältnisse nicht mehr in einer ganz so unangenehmen Situation war wie vorher.

Er sagte: „Nehmen Sie doch vielleicht die Quesadillas. Quesadillas sind ähnlich wie Enciladas. Sie schmecken ähnlich, enthalten dieselben Zutaten, sie sind lediglich anders zubereitet."

„Nun, gut", sagte die Frau unseres jungen Helden, „ich nehme einfach die Quesadillas."

Nur eine Viertelstunde später waren sie dann da: die Quesadillas. Jetzt kam es darauf an: Hatte die stärkende Frage den Abend gerettet?

„Hmm“, sagte sie mit einem leichten Schmatzen in ihrer Stimme, „diese Quesadillas schmecken viel besser als die Enciladas. Ein Hochgenuß.“

„Siehst du“, sagte unser junger Freund erleichtert, „manchmal ist es sehr vorteilhaft, wenn irgend etwas nicht so geschieht, wie man es geplant hat. Man kann dadurch etwas Neues lernen. Hier hast du ein neues Gericht entdeckt, das dir auch schmeckt. Und weißt du warum?“

„Ja“, sagte sie wiederum mit einem leichten Schmatzen, „weil ich eine stärkende Frage gestellt habe. Und wie wir gelernt haben, werden stärkende Fragen mit ‚Wie‘ oder ‚Was‘ eingeleitet.“

Plötzlich hielt sie mit ihrem dezenten Schmatzen inne und lächelte ihn frech an. „Übrigens habe ich eine Überraschung für dich“, sagte sie und griff in ihre Aktentasche. Er hatte sich gewundert, warum sie zum Mexikaner eine Aktentasche mitnehmen mußte. Gott sei Dank waren die Zeiten vorbei, als er noch in ein solches Verhalten irgend etwas hineininterpretierte. Er hatte beschlossen, sich überraschen zu lassen, und jetzt war es wohl soweit.

„Was glaubst du, was es ist?“ – „Keine Ahnung, spann mich nicht so auf die Folter.“

„Okay“, lachte sie und zog zwei Blätter hervor. Er war erstaunt. Er war verblüfft. Und er spürte, wie sehr er sie liebte! Sie hatte zwei Merkblätter angefertigt.

Viel besser als die vom erfahrenen Ehemann oder seiner Frau. Nein, ihre waren richtige Kunstwerke: mit Liebe gestaltete Ausdrucke.

Stärkende Fragen

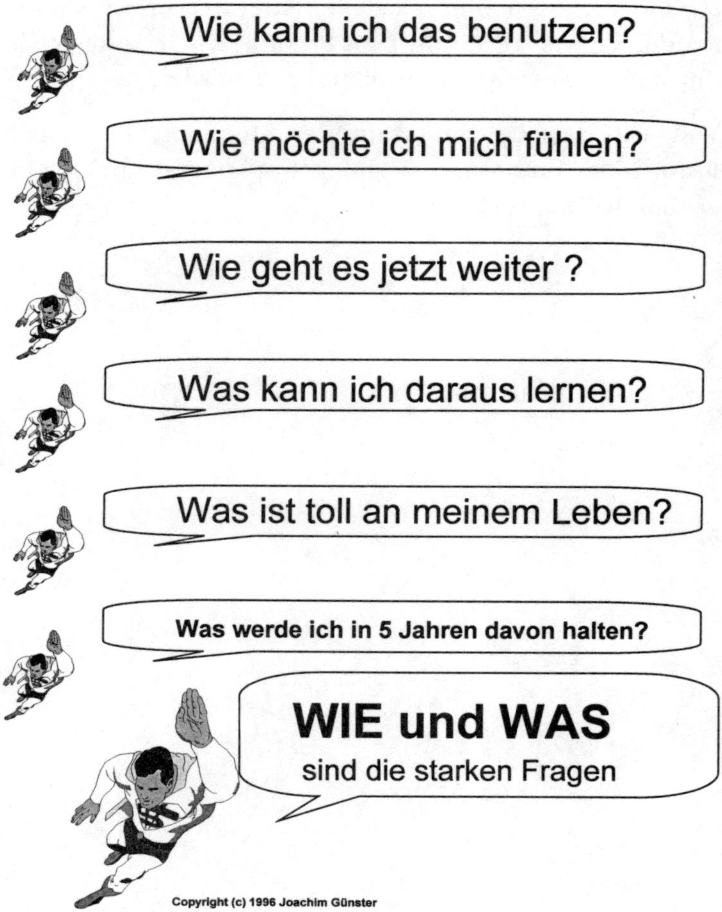
Wie kann ich das benutzen?
Wie möchte ich mich fühlen?
Wie geht es jetzt weiter ?
Was kann ich daraus lernen?
Was ist toll an meinem Leben?
Was werde ich in 5 Jahren davon halten?
WIE und WAS
sind die starken Fragen

Schwächende Fragen

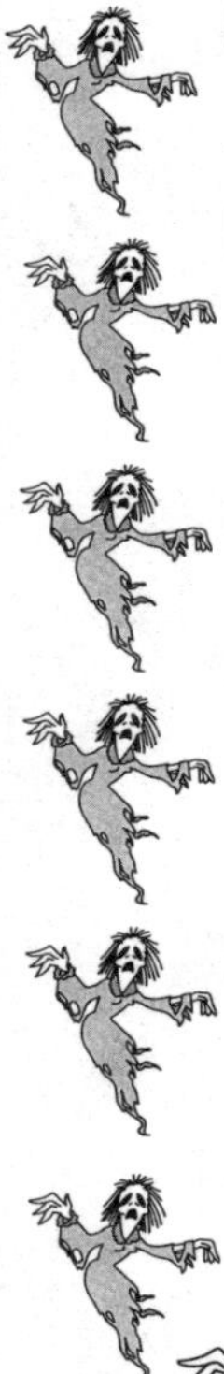

Warum immer ich?

Warum passiert es ausgerechnet mir?

Warum habe ich das bloß getan?

Warum geht´s mir nur so schlecht?

Warum geht alles schief?

Warum habe ich keinen reichen Vater?

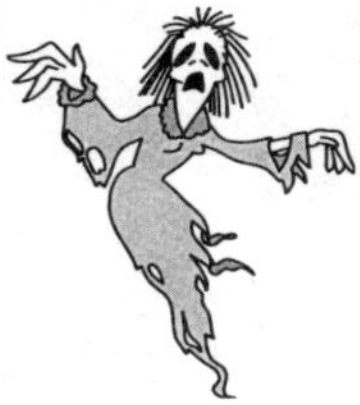

Hüten Sie sich vor WARUM!

Nach dem "warum" sollte man nur aus reiner Neugierde fragen, und nur dann, wenn man entsprechend gefestigt ist. Wenn man z.B. wissen will, warum der andere etwas gemacht hat, kommt oft die Antwort:"Keine Ahnung". Dadurch ist man nicht weiter gekommen. Besser ist allemal: " Was können wir tun, um es zu verbessern?"

Epilog

Unser Held war ein bißchen hektisch. Übermorgen war es soweit: sein 10. Hochzeitstag. Er hatte eine kleine Party organisiert. Na ja, klein ist relativ, 40 Personen. Unglaublich, wieviel organisiatorischer Streß damit verbunden war. Der Raum war gemietet, die Band bestellt. Der Partyservice würde das Essen pünktlich liefern, und das Schwierigste hatte er auch erledigt: die Einladung an die Freunde. Das war das Komplizierteste, denn eine Überraschung würde es ja nur dann bleiben, wenn er jeden einzelnen verpflichten konnte, seiner Frau nichts zu sagen. Deshalb hatte er jeden seiner Freunde persönlich unterrichtet, die meisten telefonisch. Alle, bis auf einen, und diesen letzten, den wollte er jetzt anrufen.

„Hallo, endlich erreiche ich dich“, atmete unser Held auf, als er schließlich zu seinem Freund durchkam.

„Ich war in einem Kurzurlaub – hab‘s nötig gehabt“, antwortete der andere.

„Hast wohl zuviel gearbeitet in der letzten Zeit“, fragte unser Held nach, denn irgend etwas an der Stimme seines Freundes irritierte ihn.

„Ja, das auch, aber leider habe ich auch noch massiven Streß mit meiner Freundin. Ich weiß gar nicht mehr, was ich noch tun soll“, lautete die Antwort.

„Oh ... oh, das kenne ich. Ich hatte das auch mal, allerdings ist das jetzt schon einige Jahre her, und ich wollte dich zu meiner Feier einladen. Ich hege allerdings fast den Verdacht, daß wir uns möglichst bald treffen sollten. Ich kenne einige Maßnahmen, mit denen du sicher deine Probleme aus der Welt schaffen kannst."

„Ich habe zwar keine Hoffnung mehr, aber immerhin klappt es bei dir ja schon seit vielen Jahren, und irgendwas machst du wohl richtig. Wenn du Zeit hast, komme ich heute mittag vorbei."

„Seit einigen Jahren ist gut. Die Feier, von der ich vorhin sprach, ist anläßlich unserer zehnjährigen Ehe. Wie dem auch sei, komm vorbei. Heute mittag paßt es gut." Mit diesen Worten beendete unser Held das Telefonat und lehnte sich in seinem Sessel zurück. Viele Gedanken schossen ihm durch den Kopf.

Immer wieder, dachte er, gibt es Streß in Beziehungen. Wohin er auch schaute, fast jede Beziehung war in Schwierigkeiten. Paare erlebten den schönsten Honeymoon, und dann, nach einigen Monaten, bestenfalls nach ein paar Jahren, krachte es, und aus war es mit den Beziehungen und Ehen. Er war froh, daß er damals den Meister der Beziehung kennengelernt hatte. Sie hatten immer noch guten Kontakt, und soweit er wußte, betreute er immer wieder Menschen, die Schwierigkeiten in der Partnerschaft hatten.

Je mehr er über alles nachdachte, desto mehr gefiel ihm der Gedanke, auch selbst den Menschen helfen zu wollen. Im Grunde genommen war er inzwischen auch ein „Meister der Ehe".

Er mußte lachen, aber es war nun einmal so. Punkt und Schluß. Immerhin hatte er übermorgen seinen zehnten

Hochzeitstag, und am Anfang hatte es nicht so ausgesehen, als ob er den jemals erleben würde.

Ja, er würde als „Meister der Beziehung" seine Erfahrungen anderen anbieten. Sein erster „Kunde" sollte sein Freund sein.

Jetzt mußte er nur noch einmal alles zusammenfassen, was er damals gelernt hatte. Immerhin war es schon einige Jahre her. Natürlich lebte er die damals gelernten Lebensweisheiten, aber sie waren ihm so in Fleisch und Blut übergegangen, daß er sich entschloß, schnell eine Zusammenfassung aufzuschreiben – damit er seinem Freund auch wirklich helfen konnte und dieser dann mit seiner Freundin zu seiner Feier kommen würde.

Wie war das gleich nochmal?

Frauen sind auch Menschen.

Frauen haben genauso Bedürfnisse wie Männer, sie haben Wünsche, und sie haben Sehnsüchte. Auch Frauen besitzen Selbstbewußtsein, Selbstvertrauen, eine eigene Moral und eine eigene Ethik. Das alles sind Dinge, die Männer sehr leicht vergessen. Dadurch pressen sie Frauen in eine bestimmte Rolle hinein und belassen sie dann dort, obwohl die Frauen sich dieser Rolle nicht bewußt sind und diese möglicherweise auch nicht dem entspricht, was Frauen in ihrem Leben erreichen wollen.

Sinn der Ehe ist es, daß zwei Individuen einen Teil ihres Weges gemeinsam gehen und bereit sind, in gegenseitiger Rücksichtnahme den anderen zu respektieren, ohne dabei die eigene Persönlichkeit aufzugeben.

Der Sinn der Ehe oder einer Lebensgemeinschaft ist es also nicht, daß jeder das macht, was er will, ohne Rücksicht auf Verluste. Aber auch nicht, daß einer der Partner sein Leben total aufgibt, nur um dem anderen zu dienen, und die Ziele des anderen zu seinen eigenen Zielen macht. Solch eine Aufgabe des eigenen Ichs führt zwangsläufig zu Schwierigkeiten. Die heutige Zeit ist aufgrund des sozialen Umfeldes nicht mehr für eine patriarchaische Beziehung geschaffen.

Nur wenn es mir gut geht, weil ich mich um mich gekümmert habe, habe ich die Kraft und die Stärke, immer dann für meinen Partner da zu sein, wenn dieser mich braucht.

Das hat nichts mit Egoismus zu tun. Das hat nur damit zu tun, daß ein Mensch, der sich selbst nicht gut fühlt, nur sehr schwer für einen anderen Menschen da sein kann. Jeder Mensch, der selbst Probleme hat, verfügt über weniger Energie, die er anderen geben kann. Deshalb ist es oft besser, sich erst selbst zufriedenzustellen, um dann, mit mehr Energie, anderen zu helfen.

Wenn ich über die Kraft und über die Stärke verfüge, die ich benötige, setze ich diese für meine Partnerin und für unsere Partnerschaft ein.

Das ist der Sinn der Ehe oder entsprechender Lebensgemeinschaften ohne Trauschein. Denn warum sonst sollte man sich zu einer solchen Beziehung entschließen? Nachdem man sicherstellt, daß es einem selbst gutgeht, kann es doch nur noch das Ziel sein, mit seinem Partner Gemeinsames zu unternehmen und gemeinsame Ziele zu verfolgen. Dabei kommt es dann auch hin und wieder vor, daß einer der Partner Unterstützung braucht und sich richtigerweise auf den Standpunkt stellt, daß der Partner ja nun auch dafür da ist, um eben in solchen Fällen zu helfen.

Nur wenn ich akzeptiere, daß auch meine Partnerin Zeit braucht, um aufzutanken, wenn ich diesbezüglich ihr gegenüber rücksichtsvoll und verständnisvoll bin, kann auch sie gestärkt und mit Kraft für mich und für unsere Beziehung dasein.

Gleiches Recht für alle. Was für den Mann gilt, gilt genauso für die Frau. Auch für sie ist es wichtig, zuerst selbst in einen zufriedenstellenden Zustand zu kommen, denn nur dann kann sie für die anderen da sein. Männer müssen das akzeptieren und den Frauen auch die Möglichkeit einräumen, sich entsprechend zu fühlen.

Glauben heißt: nicht wissen. Erst durch geeignete Fragen erzielt man Gewißheit, und erst auf Basis dieser Gewißheit kann eine Aktion zum Erfolg führen.

Einer der Standardfehler von Menschen: Gedanken lesen. Man muß davon ausgehen, daß ein anderer Mensch zwangsläufig anders denkt und fühlt als man selbst. Immer wenn man versucht, seine Vorlieben eins zu eins auf andere zu übertragen, zieht man zwangsläufig den Kürzeren. Jeder Mensch verfügt über eigene Erfahrungen und hat diese Erfahrungen auch jeweils anders interpretiert. Allein aus diesem Grunde müssen die Annahmen über die Gedanken eines anderen Menschen falsch sein.

Die Qualität der Fragen entscheidet über die Qualität Ihres Lebens.

Nur stärkende Fragen führen zu Ergebnissen und aus dem Sumpf, egal wie tief dieser ist. Schwächende Fragen führen immer tiefer hinein, bis man ertrinkt. Was nützt es, wenn man sich zum hundertsten Mal fragt: „Warum ist mir das wieder passiert?“ Viel besser ist doch die Frage: „Was kann ich aus dieser Situation lernen, und wie kann ich es in Zukunft besser machen?“ Diese Fragen sind stärkend und helfen immer. Alternativ kann man auch noch folgende Frage nutzen, um aus dem tiefsten Sumpf herauszukommen: „Was kann ich jetzt, sofort und umittelbar, tun, um Spaß zu haben?“ Mit dieser Frage ändert man seinen Focus, indem man nicht mehr länger das Problem analysiert, sondern nach einer Lösung sucht.

Nachdem sich unser Held diese Zusammenfassung noch mehrmals durchgelesen hatte, war er sehr zufrieden. Ja, er war inzwischen auch: „Ein Meister der Beziehung!“

Und nun wissen Sie, warum die Titelfigur in dieser Geschichte von Anfang an als Held bezeichnet wurde.

Weitere Titel

LESANI
MEDIENVERLAG

LESANI Medienverlag GmbH
Rheinfährstr. 201
41468 Neuss
Tel. 0 21 31 / 34 94-0
Fax 0 21 31 / 34 94-94
Internet: http://www.Lesani.de
e-Mail: Info@Lesani.de

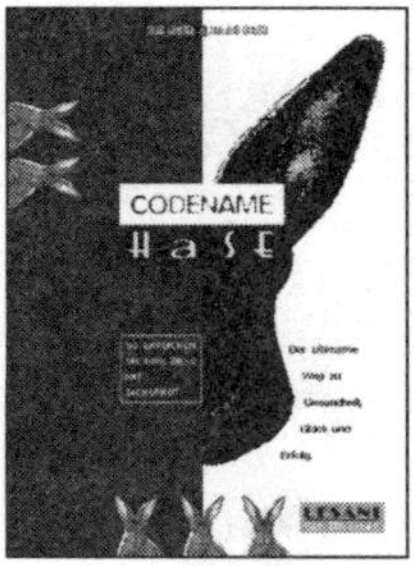

Silke Günster / Joachim Günster

Codename Hase

So erreichen Sie Ihre Ziele mit Sicherheit

LESANI Medienverlag GmbH, Neuss
ISBN 3-9805045-0-6
1. Auflage 1996
240 Seiten
Festeinband mit Schutzumschlag
24,80 DM / 23,00 sFr / 184 öS

Jeden Tag treffen wir Menschen Entscheidungen – bewußt und unbewußt. Das fängt damit an, wann man aufsteht und wie man aufsteht, ob man einen neuen Job annimmt oder nicht, ob man heiratet oder nicht bis hin zu anderen Überlegungen wie: „Was schenke ich meiner Mutter zum Geburtstag?“

Geleitet werden diese Entscheidungsprozesse oft aufgrund fest etablierter „Programme“, die dazu führen, daß die eine oder andere Entscheidung im nachhinein bereut wird. Deshalb erreichen Sie Ihre Ziele auch oft genug nicht oder nur per Umweg. Dieses Buch geht diesen etablierten Entscheidungsprozessen auf den Grund und eröffnet Alternativen. Es hilft Ihnen, eigene und bessere Entscheidungen zu treffen und ihre Lebensqualität zu erhöhen.

Dieses Buch zeigt Ihnen wie. Sie lernen einfache, neue Wege kennen, die Ihr Leben sofort und unmittelbar bereichern und verbessern.

Vorankündigung

Silke Günster/Joachim Günster

Success

Das Handbuch zum Erfolg

Ein Nachschlagewerk für erfolgreiche Menschen und alle auf dem Weg zum Erfolg

Sachbuch

ISBN 3-9805045-4-9
Festeinband mit Schutzumschlag

Wer kennt nicht die Geschichten der Neffen von Donald Duck und seinem geldgierigen und ausbeutenden Onkel Dagobert? Eben jener Dagobert, der mit Vorliebe in seinen Dukaten badet und seinen Neffen Donald immer wieder aufs neue benutzt, um seinen eigenen Reichtum zu vermehren.

Doch oft genug sind auch der tolpatschige, aber immer wieder liebenswerte Donald und sein gerissener Onkel Dagobert mit ihrem Latein buchstäblich am Ende, und die Geschichten, die die wilden Abenteuer der beiden widerspiegeln, scheinen sich dem bitteren Ende hin zu neigen.

Fast immer jedoch, ob in fernen Ländern oder im Weltraum, sind es die drei kleinen Neffen der beiden, Tick, Trick und Track, die die Situation retten. Immer kurz vor der vermeintlichen Katastrophe und immer wieder, weil sie ein Buch besitzen, das offenbar alle Geheimnisse dieser Erde aufzulösen vermag. Ein Pfadfinderhandbuch, dessen Inhalt eine Lösung für jedes Problem und jede Lebenslage bereithält. In diesem Buch lesen die schlauen Pfadfinder vom Fähnlein Fieselschweif, warum der Zauberspiegel Eisen in Gold verwandelt; wie das geheime Zauberwort lautet, welches den Geheimgang in einem alten schottischen Schloß öffnet; warum die Bewohner der Planeten Xirus 3 Donald Duck zum König küren, und hunderttausend andere interessante und lebenswichtige Dinge.

So ein Pfadfinderhandbuch – das wär's!

So etwas gibt es nicht, sagen Sie. Das gibt's nur im Comic oder im Kino, sagen andere. Und alle haben recht. Seit Generationen sind die Menschen bestrebt, dieses Buch zu finden. Alchemisten, Zauberer und Magier versuchten schon alles, um hinter die Geheimnisse des Lebens zu kommen. Wie kann man Eisen in Gold verwandeln; ewige Schönheit und Jugend bewahren; Geld ohne Ende besitzen und natürlich auch den Traum vom ewigen Leben erfüllen?

Keiner hat dieses Buch, welches sehr ähnlich dem Handbuch der Fähnlein Fieselschweif zu sein scheint, je gefunden. Keiner wird es jemals finden.

„Success – Das Handbuch zum Erfolg" erhebt nicht den Anspruch, ewiges Leben oder immerwährende Schönheit zu liefern. Dieses Handbuch ist nicht mit Trick, Tick und Tracks Handbuch zu vergleichen, denn es liefert keine Antworten auf gezielte Fragen. Dennoch ist es wiederum dem Pfadfinderhandbuch der drei ähnlich, liefert es doch in jeder Lebenslage einen Ansatz, der es dem Leser ermöglicht, diese spezielle Situation einmal ganz anders zu betrachten. In dieser speziellen Situation einmal anders zu handeln als bisher und anderes zu erleben als bisher.

„Success" ist kein aufbauendes Werk, das man Seite für Seite lesen muß, um am Ende mit einem Aha den Umschlag zu schließen und dann alles so zu machen, wie es im Buche steht. Dieses Handbuch ist ein Handbuch und universelles Nachschlagewerk – für jede Lebenslage. Sie können es in einem durchlesen und dabei jede Menge Spaß haben. Sie können es jedoch auch Kapitel für Kapitel verschlingen und sich die Leitsätze heraussuchen, die Ihnen jetzt gerade wichtig sind und zu der jetzigen Situation Ihres Lebens passen.

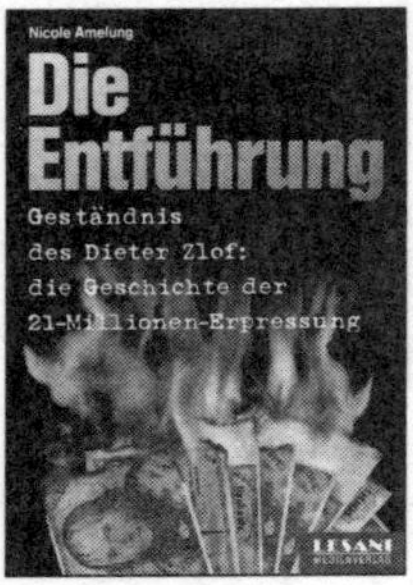

Nicole Amelung

Die Entführung

LESANI Medienverlag GmbH, Neuss
1. Auflage 1997
ISBN 3-9805045-5-7
816 Seiten
Festeinband mit Schutzumschlag
49,00 DM/ 45,50 sFr / 358 öS

„Vorwärts – das Ding macht nur klack!"

Mit diesen Worten begann für den damals 25jährigen Industriellensohn Richard Oetker am 14. Dezember 1976 der Alptraum seines Lebens.

Mit vorgehaltener Waffe wurde der Student gezwungen, in das Fahrzeug seines Entführers zu steigen, wo er 48 Stunden lang in einer Holzkiste gefangengehalten und durch einen Stromschlag schwer verletzt wurde. Für seine Freilassung mußte die Familie Oetker die sagenhafte Summe von 21 Millionen Mark bezahlen.

Dieses Buch schildert erstmals die ganze Geschichte der spektakulären Oetker-Entführung. Es beantwortet bislang ungeklärte Fragen, enthüllt Fakten und Hintergründe, die bisher nur einem einzigen Menschen bekannt waren: dem Täter selbst.

Dieter Zlof hat für dieses Buch in wochenlangen Interviews mit der Autorin zum ersten Mal ausgepackt. Was er 20 Jahre lang abgestritten hatte, gibt Zlof jetzt zu: „Ich war es doch, ich habe Richard Oetker entführt!"

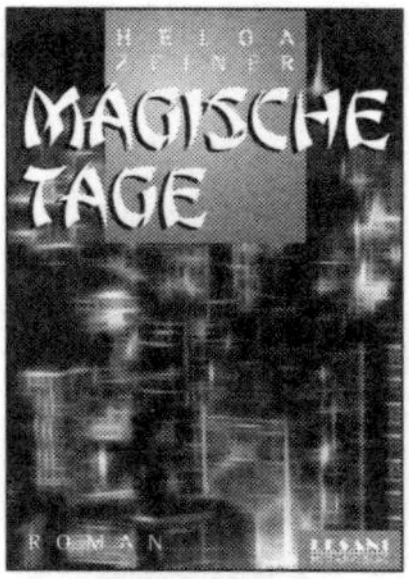

Helga Zeiner

Magische Tage

Roman

LESANI Medienverlag GmbH, Neuss
ISBN 3-9805045-6-5
1. Auflage 1997
408 Seiten
Festeinband mit Schutzumschlag
38,00 DM / 35,00 sFr / 278 öS

Bebe schafft das Unglaubliche und arbeitet sich als Sohn chinesischer Flüchtlinge an die Spitze der von den britischen Kolonialherren dominierten Gesellschaft des Hongkongs der 70er Jahre. Drogen, Morde, Glücksspiel, Erpressung, Betrug, Intrigen und Sex beeinflussen sein Leben genauso wie die turbulente Liebe zur Engländerin Lisa. Als er erkennt, daß auf dem Gipfel der Macht die Luft immer dünner wird und er in den rassistischen Konflikten zweier Kulturkreise letztlich unterzugehen droht, ist es schon fast zu spät ...

„... ein Unterhaltungsroman, wie man ihn sich nicht besser und spannender wünschen kann. Die Autorin hat es mit großem Geschick verstanden, eigenes Erleben mit der phantasievollen, brisanten Story zu verweben. Ich bin überzeugt, daß dieses Erstlingswerk viele begeisterte Leser finden wird, nicht zuletzt deshalb, weil uns die Autorin mit ihrem profunden Wissen China und die Mentalität seiner Menschen näherbringt."

(Anja Kleinlein, Verlagsleiterin Bastei-Lübbe Verlag)

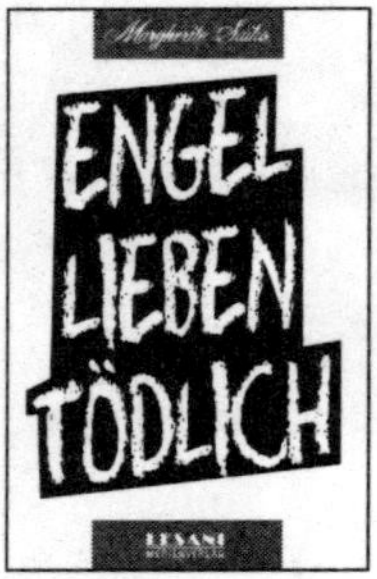

Margherite Saiko

Engel lieben tödlich

Roman

LESANI Medienverlag GmbH, Neuss
ISBN 3-9805045-1-4
1. Auflage 1997
224 Seiten
Festeinband mit Schutzumschlag
29,80 DM / 27,50 sFr / 218 öS

Eine Anwaltsgattin wird von der Geliebten ihres Mannes durch einen manipulierten Autounfall ins Jenseits befördert. Die Ehefrau stellt fest, daß sie als Geistwesen durchaus noch in der Lage ist, ihr irdisches Familienleben zu beeinflussen. Die wahren Hintergründe Ihres plötzlichen Todes begreifend, beginnt sie, auf ihre Weise das Nervenkostüm Ihres Gatten nebst Geliebter zu strapazieren. Letztendlich hat der genervte Witwer nur noch einen Wunsch: reumütig und geläutert zu seiner verstorbenen Frau ins Jenseits kommen und dort mit ihr in „ewiger“ Harmonie verweilen zu dürfen.

Das Erstlingswerk von Margherite Saiko – frisch, flott, spannend und voller Humor.

NEWCOMER-TIP 1998 - „PIDGIN STYLES"

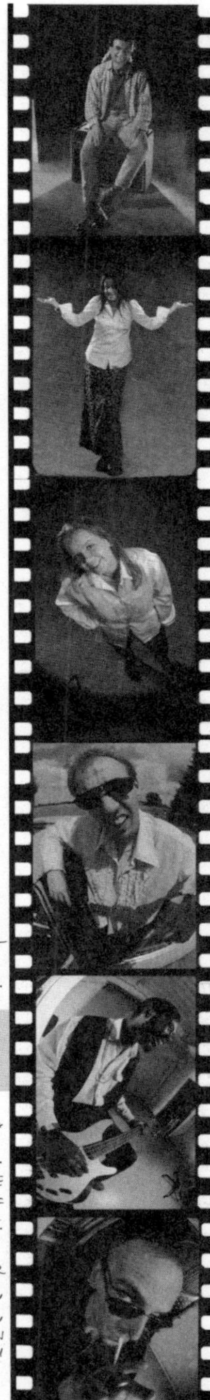

DIE 1996 GEGRÜNDETE ROCKBAND „PIDGIN STYLES"
VERÖFFENTLICHT JETZT IHR ERSTES ALBUM: FIRST.

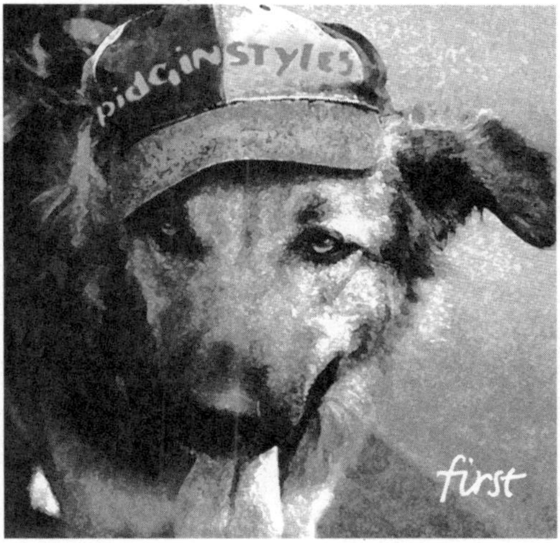

Pidgin =	(Nach der chinesischen Aussprache des englischen Wortes Business - Geschäft) Pidgin English = vereinfachte Mischsprache; eine in Ostasien verbreitete Verkehrs- und Handelssprache, bestehend aus einem vereinfachten Englisch mit Einflüssen einer oder mehrerer afrikanischer oder ostasiatischer Sprachen)
Style =	(engl.) Stil; „Pidgin Styles" - hier sind die verschiedenen Stilistiken gemeint

DURCH DIE UNTERSCHIEDLICHEN EINFLÜSSE DER SECHS MUSIKER IST
EIN UNVERWECHSELBARES ALBUM ENTSTANDEN.

EINE NEUE STILISTIK DER ROCKMUSIK, DIE SICH KEINER RICHTUNG GANZ ZUORDNEN LÄßT.

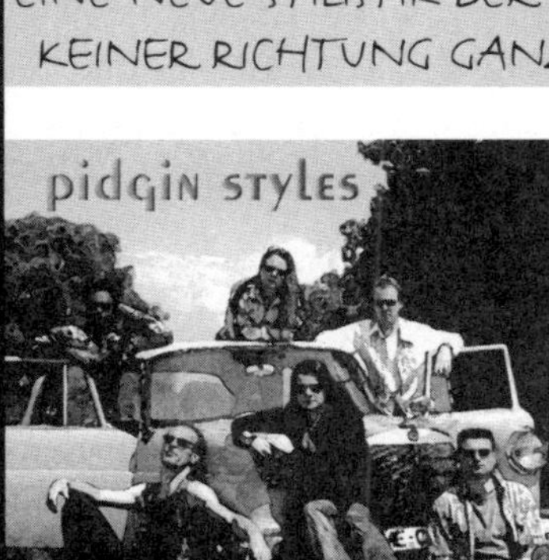

DIE SINGLEAUSKOPPLUNG „CHANCE"
IST BEREITS ÄUßERST ERFOLGREICH.
ALLEIN IN DEUTSCHLAND WURDE SIE
ÜBER 5 MILLIONEN MAL AUF
CD-ROM-TONTRÄGER VERBREITET.

DAS ALBUM „FIRST" IST DER
NEWCOMER-TIP 98,
EIN OHRENSCHMAUS,
DEN SICH ROCKFANS AUF KEINEN
FALL ENTGEHEN LASSEN SOLLTEN!

LESANI MEDIENVERLAG, NEUSS
29,80 DM (UNVERB. PREISEMPF.)
ERHÄLTLICH IN ALLEN GUTEN PLATTENLÄDEN